内科疾病诊治要点及习题系列丛书

呼吸病分册

主　编　高占成　穆　兰

编　者　陈济超　马艳良　卢冰冰
母　双　张荣葆　杨瑞红
董霄松　韩　芳　綦　颖
谭星宇　穆新林

北京大学医学出版社

图书在版编目（CIP）数据

内科疾病诊治要点及习题系列丛书——呼吸病分册/高占成，穆　兰主编. —北京：北京大学医学出版社，2008.3

ISBN 978-7-81071-917-9

Ⅰ.内… Ⅱ.①高…②穆… Ⅲ.①内科—疾病—诊疗②呼吸系统疾病—诊疗 Ⅳ.R5 R56

中国版本图书馆 CIP 数据核字（2007）第 036324 号

内科疾病诊治要点及习题系列丛书——呼吸病分册

主　　编：高占成　穆　兰
出版发行：北京大学医学出版社（电话：010-82802230）
地　　址：（100083）北京市海淀区学院路 38 号 北京大学医学部院内
网　　址：http://www.pumpress.com.cn
E - mail：booksale@bjmu.edu.cn
印　　刷：北京东方圣雅印刷有限责任公司
经　　销：新华书店
责任编辑：药　蓉　　**责任校对**：金彤文　　**责任印制**：张京生
开　　本：880mm×1230mm 1/32　**印张**：8.25　**字数**：228 千字
版　　次：2008 年 3 月第 1 版　2008 年 3 月第 1 次印刷　**印数**：1－3000 册
书　　号：ISBN 978-7-81071-917-9
定　　价：19.00 元

北京大学医学部
科学出版基金资助出版

内科疾病诊治要点及习题系列丛书

系列丛书主编　陈　红
系列丛书副主编　陈江天

序 言

内科学是临床医学中一门重要的专业课，涉及面广，知识更新速度较快。近年来，内科学涵盖的各亚专业学科无论是基础理论，还是临床诊治技术都取得了长足的进步。为了给医学生、低年资内科医师以及其他专业的医师提供一本能全面反映内科领域进展、通俗易懂的参考书，我们组织了相关内科专业的专业人员，编写了《内科疾病诊治要点及习题系列丛书》。

本套丛书包括心血管病分册、呼吸病分册、消化病分册、血液病分册、风湿病分册、肾脏病分册、内分泌及代谢病分册等七个分册。本套丛书以临床实际工作的需求为基调，结合国内外内科学的最新进展，对内科各系统进行了较为全面的梳理，不但涵盖了内科学的主要内容，而且就内科学中的重点、难点等做了重点论述。为了巩固和检验学习效果，我们还专门针对重点、难点和考点等编写了习题并配有参考答案。

这套丛书内容精练，文字通俗易懂，具有较强的科学性、实用性和新颖性。本丛书不仅适用于医学各专业的医学生、临床研究生、住院医师、进修医生，也适用于参加考研和医师晋升考试的广大考生。

本丛书编写时间短、工作量大，书中难免有遗漏和疏忽之处，欢迎广大读者批评指正，以利今后更正、补充和完善。

陈 红

2007 年 7 月于北京

前　言

在众多的医学专业参考书籍中，如何才能在尽可能短的时间内汲取较多的专科知识，并易于掌握记忆，便于临床应用？在繁重的临床教与学的过程中，如何减少老师和学生各自的负担，就某一问题给出条理化的提示，便于临床教学和应试？为达到这一目的，《内科疾病诊治要点及习题系列丛书——呼吸病分册》的内容分三个部分：第一部分，基于五年制《内科学》、七年制《内科学》和八年制《内科学》教科书的有关内容，按问答的形式，分章节表述，提炼知识点，努力达到简而不漏，全而不偏。在涵盖基础理论、基本知识和基本技能的基础上，内容力求准确、清楚、严谨。第二部分，按相应章节的相关内容用选择题的形式，提供自我测试的试题和答案，便于读者了解其对所阅读内容掌握的程度。第三部分，为了便于读者更好地理解、掌握和执行中华医学会呼吸病学分会颁布的部分呼吸疾病诊疗指南，使其在临床中广泛应用，我们以问答的形式对之进行编写。

本书在编写的过程中，承蒙北京大学医学出版社领导的精心组织和策划，承蒙北京大学医学部、北京大学人民医院教育处、北京大学人民医院内科教研室、北京大学航天临床学院的老师和专家们的大力支持和指导，特别是学术秘书綦颖医师在编写过程中付出了辛勤劳动，在此一并表示衷心感谢。

由于时间仓促，编者学识、水平和经验有限，对教科书中的内容理解不一定到位，难免有不足和错误之处，期盼本书的热心读者提出批评，指出不足和缺漏之处，以供重新印制和再版时补充、修改、更正，不胜感激！

高占成　穆　兰

2007 年 12 月 20 日

目 录

第一部分

呼吸病知识问答

第一章　呼吸病总论

1. 一般成人大约有多少个肺泡？其呼吸面积有多大？在静息状态下每天进出呼吸道的气体大约有多少升？

成人大约有 3 亿～7.5 亿个肺泡，其呼吸面积约 $100m^2$，在静息状态下每天进出呼吸道的气体大约有 1 万升。

2. 与体循环相比，肺循环有哪些特点？

肺是一个低压（肺循环血压仅为体循环的 1/10）、低阻和高容的器官。肺循环的动静脉为气体交换的功能血管，体循环的支气管动静脉为气道和脏层胸膜的营养血管。

3. 消化系统肿瘤除经血行转移至肺，还可经哪种途径转移至肺组织内？

消化系统肿瘤除经血行转移至肺，还可经腹膜后淋巴结转移至肺组织内，引起双下肺弥漫性网状、结节状的转移癌病灶。

4. 常见的呼吸系统症状有哪些？

常见的呼吸系统症状有咳嗽、咳痰、咯血、胸痛和呼吸困难。

5. 咳嗽的性质与呼吸系统疾病之间有哪些关系？

表 1-1　咳嗽的性质与呼吸系统疾病之间的关系

疾　病	性　质
急性喉炎、气管-支气管炎	急性发作的刺激性干咳伴发热、声嘶
慢性支气管炎	长期间断慢性咳嗽、咳痰，秋冬季加重
支气管扩张症、肺脓肿	体位改变时咳嗽、咳痰加剧
咳嗽型哮喘	发作性干咳（尤其在夜间规律发作）
支气管肺癌、纵隔肿瘤	金属音调、高亢的干咳伴呼吸困难
特发性肺间质纤维化	持续逐渐加重的刺激性咳嗽伴气促
支气管肺泡癌	持续逐渐加重的刺激性咳嗽伴气促和大量浆液泡沫样痰

6. 痰液的性状与呼吸疾病之间有哪些关系？

表 1-2　痰液的性状与呼吸疾病之间的关系

疾　病	性　状
肺脓肿、支气管扩张症	大量黄脓痰
肺炎链球菌感染	铁锈色痰
肺炎克雷白杆菌感染	砖红色或红棕色胶冻样痰
金黄色葡萄球菌感染	脓痰带血丝或呈粉红色乳状
厌氧菌感染	脓臭痰
肺阿米巴病	咖啡色痰
肺吸虫病	果酱样痰
肺结核干酪性肺炎	微黄奶酪样
念珠菌感染	白黏稠痰，牵拉成丝
肺水肿	粉红色稀薄浆液性泡沫样痰
肺泡蛋白沉积症	黄桃样乳状
肺棘球蚴病	水样痰液，内含粉皮样物

7. 什么是咯血？如何确定咯血的量？

咯血是指喉及喉以下呼吸道任何部位的出血，经口排出。24 小时咯血量小于 100ml 为小量；24 小时咯血量 100～500ml 为中等量；24 小时咯血量大于 500ml 或一次咯血大于 100ml 为大量。

8. 呼吸系统疾病的体格检查包括哪些？

表 1-3　常见呼吸系统疾病的典型体征一览表

病理过程	胸廓运动和形状	纵隔移位	叩诊音	呼吸音	语音共振	附加音
大叶性实变	患侧减弱	无	浊音	高调支气管呼吸音	增强，耳语音	湿性啰音
肺不张	患侧减弱	偏向患侧	浊音	减弱或消失	减弱或消失	无
支气管痉挛	对称性减弱，前后径增加	无	正常	呼气相肺泡呼吸音延长	正常或减弱	哮鸣音
间质纤维化	对称性减弱	无	正常	肺泡呼吸音粗糙，并在呼吸相延长	正常或增强	吸气末密集高调细小啰音，不受体位或咳嗽影响（Velcro 音）
胸腔积液	患侧减弱或消失（取决于积液量），于吸气相滞后	对侧移位	浊音或实音	液体水平以下消失，以上可闻及支气管呼吸音	消失或明显减弱	无，有时液体以上平面可闻及胸膜摩擦音
气胸	患侧减弱或消失（取决于含气量）	对侧移位	过清音或鼓音	减弱或消失	消失或明显减弱	无

9. 如何确定细菌培养的痰液为相对污染少的痰标本？

痰涂片在低倍镜视野里上皮细胞<10 个，白细胞>25 个为相对合格的痰液。

10. 痰培养中的细菌定量为多少时可判定为致病菌？

痰培养中的细菌定量为≥10^7 cfu/ml 时，可判定为致病菌。

11. 阻塞性肺病和限制性肺病通气功能变化有哪些区别？

表 1-4　阻塞性和限制性肺通气功能的变化特征

呼吸参数	阻塞性	限制性
FEV_1	↓↓	↓
VC	↓或 N	↓↓
RV	↑	↓↓
TLC	N或↑	↓↓
FEV_1/FVC	↓↓（<70%）	N或↑
FEV_1 预计值	↓↓（<80%）	N或↑
RV/TLC	↑↑（>40%）	N或↑

N 为正常；↑为较正常值增加；↓为较正常值降低；↓↓为较正常值明显降低；↑↑为较正常值明显增加

第二章　急性上呼吸道感染及急性气管-支气管炎

1. 呼吸道中的哪部分为上呼吸道?

上呼吸道是指声带以上的呼吸道部分，包括鼻腔、咽部和喉部。

2. 什么是急性上呼吸道感染?

急性上呼吸道感染是指鼻腔、咽部或喉部急性炎症的概称，是呼吸道最常见的一种传染病。常见病因为病毒（70%～80%），如流感病毒、副流感病毒、呼吸道合胞病毒、腺病毒、鼻病毒、埃可病毒、柯萨奇病毒、麻疹病毒和风疹病毒等；少数由细菌引起，以溶血性链球菌多见，其次为流感嗜血杆菌、肺炎链球菌和葡萄球菌等。

3. 什么是普通感冒?

又称急性鼻炎或上呼吸道卡他，以鼻咽部卡他症状为主要表现，一般无发热和全身症状。成人多为鼻病毒引起，其次为副流感病毒、呼吸道合胞病毒和柯萨奇病毒等。无并发症者，5～7 天痊愈。

4. 病毒性咽炎有哪些特征?

急性病毒性咽炎由鼻病毒、腺病毒、流感和副流感病毒以及肠病毒等引起，临床表现为咽部发痒和灼热感，当有吞咽疼痛时，常提示有链球菌感染。

5. 急性喉炎有哪些特征?

急性喉炎常由流感病毒、副流感病毒及腺病毒引起。临床特征为声嘶、讲话困难、咳嗽时疼痛，常有发热、咽痛或咳嗽，体检可见喉头水肿、充血等。

6. 疱疹性咽峡炎有哪些特征?

常由柯萨奇病毒 A 引起，表现为明显咽痛、发热，检查可见咽部充血，软腭、腭垂、咽及扁桃体表面有灰白色疱疹及浅表溃疡，周围有红晕。儿童多见。

7. 咽结膜热有哪些特征？

主要由腺病毒、柯萨奇病毒等引起，临床表现有发热、咽痛、畏光、流泪、咽及结膜明显充血。游泳池中传播，儿童多见，常发生于夏季。

8. 细菌性咽-扁桃体炎有哪些特征？

多由溶血性链球菌引起，其次为流感嗜血杆菌、肺炎链球菌和葡萄球菌等。临床多表现为高热、咽痛，扁桃体肿大、充血，表面有黄色点状渗出物，颌下淋巴结肿大、压痛，肺部无异常体征。

9. 急性上呼吸道感染有哪些并发症？

常见有急性鼻窦炎、中耳炎、气管-支气管炎，部分可继发风湿病、肾小球肾炎、心肌炎等。

10. 急性上呼吸道感染应与哪些疾病鉴别？

与过敏性鼻炎、流行性感冒、急性传染病前驱症状等相鉴别。

11. 流行性感冒有何特点？

常有明显的流行病史，起病急骤，发热较高，全身中毒症状重，如全身酸痛、头痛、乏力等，而呼吸道局部症状轻。

12. 如何治疗急性上呼吸道感染？

上呼吸道病毒感染尚无特殊治疗方法，以对症治疗为主。如有细菌感染，可根据病原菌选用敏感的抗菌药物，经验用药常选用青霉素、第一代头孢菌素、大环内酯类或氟喹诺酮类药物。

13. 什么是急性气管-支气管炎？有何特点？

急性气管-支气管炎是由感染、物理、化学刺激或过敏因素等引起的气管-支气管黏膜的急性炎症。

常发生于寒冷季节或气候突变时节，或由急性上呼吸道感染迁延而来。

感染的细菌为流感嗜血杆菌、肺炎链球菌、链球菌、葡萄球菌和奴卡菌等。

临床主要症状为咳嗽和咳痰，可伴有发热和不同程度的气促。体征较少，偶可听到散在干、湿啰音，但不固定，咳嗽后可减弱或消失。

鉴别诊断的疾病主要有：流行性感冒、急性上呼吸道感染和其他肺部疾病。

治疗以休息、抗感染和对症为主。

第三章　慢性阻塞性肺疾病和慢性肺源性心脏病

1. 什么是慢性支气管炎?

人的呼吸道受到长期的外界刺激可引起气道不同部位的病理改变，引起气管、支气管黏膜及其周围组织的慢性非特异性炎症，无气道阻塞等并发症时，称慢性支气管炎。临床以咳嗽、咳痰或伴喘息及反复发作的慢性过程为特征。慢性支气管炎可进一步发展为小气道（直径≤2mm）疾患和慢性阻塞性肺病等。

2. 引起慢性支气管炎的病因有哪些?

吸烟、大气污染、感染（病毒和细菌，包括肺炎链球菌、流感嗜血杆菌、甲型链球菌、奈瑟球菌）、过敏因素、体内自主神经功能失调、年龄（老年人）、营养状态（Vit A、Vit C 缺乏）和遗传因素等。

3. 慢性支气管炎有哪几种类型?

单纯型和喘息型。前者主要表现为咳嗽、咳痰；喘息型实际上为慢性支气管炎合并哮喘，表现为咳、痰、喘，喘鸣在阵咳时加剧，睡眠时明显。

4. 慢性支气管炎的病程有无分期?

慢性支气管炎分三期：

（1）急性发作期：“咳、痰、喘”症状任何一项 1 周内出现并明显加剧；

（2）慢性迁延期：不同程度的“咳、痰、喘”症状迁延 1 个月以上；

（3）临床缓解期：“咳、痰、喘”症状临床缓解保持 2 个月以上。

5. 如何诊断慢性支气管炎?

慢性支气管炎的诊断标准以症状学为基础，即慢性咳嗽、咳痰或伴喘息，每年发病持续 3 个月，连续 2 年或以上，并能除外其他心、肺部疾病者，但如每年发病不足 3 个月，而有明确的客观检查依据亦可诊断。

6. 如何选择不同阶段慢性支气管炎的治疗？

急性发作期和慢性迁延期应以控制感染和祛痰、镇咳为主，有喘息者给予解痉平喘治疗；临床缓解期以加强锻炼、增强体质、提高抵抗力和预防复发为主。慢性支气管炎的预防首先是戒烟，并注意保暖、预防感冒等。

7. 什么叫慢性阻塞性肺气肿？

由于各种有害因素对气道的刺激，引起终末细支气管远端气道弹性减退，异常持久地过度膨胀、充气和肺容量增大，并伴有气道壁的破坏而无明显的纤维化。

8. 什么是慢性阻塞性肺疾病（COPD）？

COPD 是一种以气流受限为特征的疾病，气流受限不完全可逆，呈进行性发展，与肺部对有害气体或颗粒的异常炎症反应有关。它通常是指具有气流受限的慢性支气管炎和（或）阻塞性肺气肿。

9. 慢性阻塞性肺气肿的发生机制有哪些？

（1）炎症：支气管慢性炎症使管腔狭窄，形成不完全阻塞，使进入肺内气体呼出困难；

（2）气道壁破坏：慢性炎症致小支气管管壁软骨破坏，失去支架作用，使之吸气时扩张，呼气时塌陷，肺内气体滞留；

（3）化学因素：如弹性蛋白酶和弹性蛋白酶抑制因子（α_1-AT）失平衡，如先天性 α_1-AT 缺乏性肺气肿；

（4）营养障碍：肺泡壁毛细血管受压，血液供应减少，肺组织营养障碍，促使肺气肿发生。

10. 慢性阻塞性肺气肿的病理类型有哪些？

（1）小叶中央型：终末细支气管或一级呼吸细支气管狭窄其远端气腔扩张，其囊状扩张的部位位于二级小叶的中央区；

（2）全小叶型：呼吸细支气管狭窄引起所属终末肺组织（肺泡

管-肺泡囊及肺泡）扩张，其特点是气肿囊腔较小，遍布于肺小叶内；

（3）混合型：上述两型同时存在；

（4）隔旁肺气肿：为小叶远端肺泡管、肺泡囊、肺泡的破坏与扩张，位于肺内叶间隔或靠近胸壁的胸膜旁；

（5）肺大泡：肺大泡为肺内直径大于1cm的扩张的肺气肿气腔。

11. 慢性阻塞性肺气肿的临床表现有哪些？

症状：在慢性支气管炎“咳、痰”的基础上，出现逐渐加重的呼吸困难。

体征：桶状胸，呼吸运动减弱，触觉语颤减弱或消失，叩诊过清音，听诊呼吸音普遍减弱，呼气相延长。心浊音界缩小或叩不出，心音遥远。

12. 慢性阻塞性肺气肿的肺功能有何特点？

第一秒用力呼气容积占用力肺活量比值（$FEV_1/FVC\%$）＜70%，第一秒用力呼气容积低于预计值百分比＜80%，残气量占肺总量百分比（RV/TLC）增加（＞40%）。

13. 慢性阻塞性肺气肿的胸部X线有何特点？

胸廓扩张，肋间隙增宽，肋骨平行，膈肌低平，两肺透亮度增加，肺血管纹理外带纤细、稀疏和变直，而内带血管纹理可增粗和紊乱。心脏常呈垂直位，心影狭长（图3-1）。

14. 慢性阻塞性肺疾病有哪些并发症？

慢性呼吸衰竭、自发性气胸、肺部感染、慢性肺源性心脏病。

15. 慢性阻塞性肺气肿患者通常应采取哪种方式进行呼吸功能锻炼？

腹式呼吸，缩唇缓慢呼气。

16. 如何确定COPD严重度分级？

COPD严重度分级见表3-1，表中的肺功能参数为使用支气管舒张剂以后测定的数值。

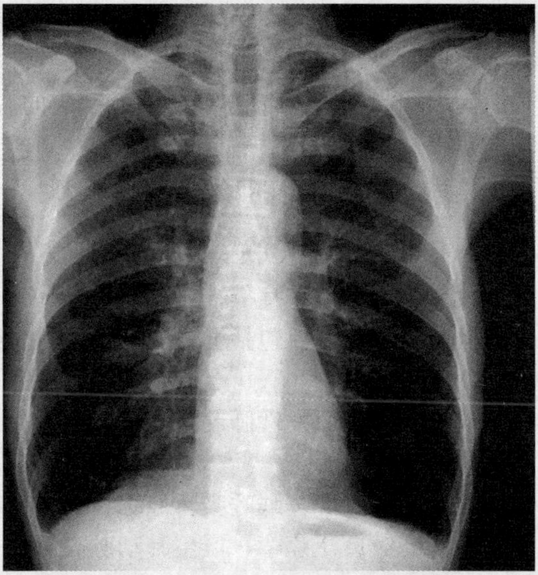

图 3-1　肺气肿胸片影像表现

表 3-1　COPD 严重度的分级

级　别	特　点
0 级（高危）	具有罹患 COPD 的危险因素 有慢性咳嗽、咳痰症状，肺功能正常
Ⅰ级（轻度）	$FEV_1/FVC<70\%$，$FEV_1\geq 80\%$预计值 有或无慢性咳嗽、咳痰症状
Ⅱ级（中度）	$FEV_1/FVC<70\%$，$50\%\leq FEV_1<80\%$预计值 有或无慢性咳嗽、咳痰症状
Ⅲ级（重度）	$FEV_1/FVC<70\%$，$30\%\leq FEV_1<50\%$预计值 有或无慢性咳嗽、咳痰、气短症状
Ⅳ级（极重度）	$FEV_1/FVC<70\%$，$FEV_1<30\%$预计值 或 $FEV_1<50\%$预计值，伴有呼吸衰竭/心力衰竭表现

17. 什么叫慢性肺源性心脏病（慢性肺心病）？

由肺组织、肺血管或胸廓的慢性病变引起肺组织结构和（或）

功能异常，导致肺血管阻力增加，肺动脉压力增高，使右心室肥厚、扩张，伴或不伴右心衰竭的心脏病，并排除先天性心脏病、左心疾病和其他原因（如门静脉-肺动脉高压等）引起的右心室肥厚、扩张或右心功能衰竭。

18. 引起慢性肺心病的病因有哪些？

（1）支气管-肺疾病：包括COPD、支气管哮喘、支气管扩张症、肺间质纤维化和肺尘埃沉着病等；

（2）胸廓运动障碍性疾病：包括脊柱畸形、肋骨病变、胸膜病变和神经肌肉病变等；

（3）肺血管疾病：包括原发性肺动脉高压、血管炎及累及肺动脉的过敏性肉芽肿病；

（4）其他：肥胖低通气、睡眠呼吸暂停综合征等引起反复低氧血症，导致肺小动脉持续广泛痉挛，产生肺动脉高压。

19. 慢性肺心病肺动脉高压形成的发生机制有哪些？

（1）肺血管阻力增加的功能性因素：缺氧、高碳酸血症（$[H^+]$ ↑）和一些炎性介质或细胞因子如花生四烯酸环氧化酶产物前列腺素、脂氧化酶产物白细胞三烯、5-羟色胺（5-HT）、血管紧张素Ⅱ、血小板活化因子（PAF）、内皮源性收缩因子（EDCF）等引起肺血管收缩反应。

其中缺氧直接导致肺血管平滑肌收缩的作用机制可能是由于缺氧状态下，平滑肌细胞膜对 Ca^{2+} 通透性增加，细胞内 Ca^{2+} 含量增高，肌肉兴奋-收缩偶联效应增强，使肺血管收缩。

（2）肺血管阻力增加的解剖学因素：由于下列原因导致肺血管解剖结构重塑，导致肺血管阻力增加。①炎症刺激：支气管周围长期反复慢性炎症刺激邻近肺小动脉，引起血管炎，致管壁增厚、管腔狭窄或纤维化，甚至完全闭塞；②肺泡内过度充气：压迫肺泡毛细血管，使之管腔狭窄或闭塞；③肺泡壁破裂造成毛细血管网毁损，如毛细血管床减损＞70％，促使肺动脉高压发生；④肺血管功能性收缩发展为肺血管重构；⑤肺血管性疾病：原发性肺动脉高压、肺血管栓塞、肺间质纤维化等；⑥肺微小动脉原位血栓形成，使肺血管阻力增加，加重肺动脉高压。

（3）血容量增多和血液黏稠度增加：缺氧可使醛固酮分泌增加，水钠潴留，缺氧使肾小动脉收缩，肾血流减少，加重水钠潴留，使血容量增加；另外，慢性缺氧产生继发性红细胞增多，血液黏稠度增加。

20. 肺动脉高压的诊断标准是什么？

静息时海平面肺动脉平均压≥20mmHg，为显性肺动脉高压；若静息时肺动脉平均压＜20mmHg，而运动后肺动脉平均压＞30mmHg，则为隐性肺动脉高压。

21. 慢性肺心病心力衰竭的发生机制有哪些？

（1）肺动脉高压：引起右室肥厚、扩张；

（2）能量代谢障碍：心肌缺氧、乳酸积累、高能磷酸键合成降低，使心肌功能受损；

（3）感染：反复肺部感染、细菌毒素对心肌的毒性作用；

（4）酸碱失衡、水电紊乱所致心律失常。

22. 慢性肺心病的临床表现有哪些？

除原发病的表现外，主要是逐步出现肺、心功能衰竭以及其他器官损害的征象。

（1）肺、心功能代偿期（包括缓解期）：主要表现为慢性阻塞性肺疾病、肺动脉高压、右室肥大体征；

（2）肺、心功能失代偿期（包括急性加重期）：主要表现为呼吸衰竭，有或无心力衰竭。

23. 慢性肺心病右室肥大体征有哪些？

（1）P_2 亢进，提示肺动脉高压；

（2）三尖瓣区出现收缩期杂音；

（3）剑突下心脏搏动增强。

24. 慢性肺心病胸部X线右心室肥大有哪些征象（图3-2）？

（1）右下肺动脉干扩张，横径≥15mm；

（2）右下肺动脉横径/气管横径≥1.07；

（3）肺动脉段明显突出或其高度≥3mm（后前位）；

（4）心尖圆钝上翘；

（5）中央动脉扩张，外周血管纤细，形成“残根”征。

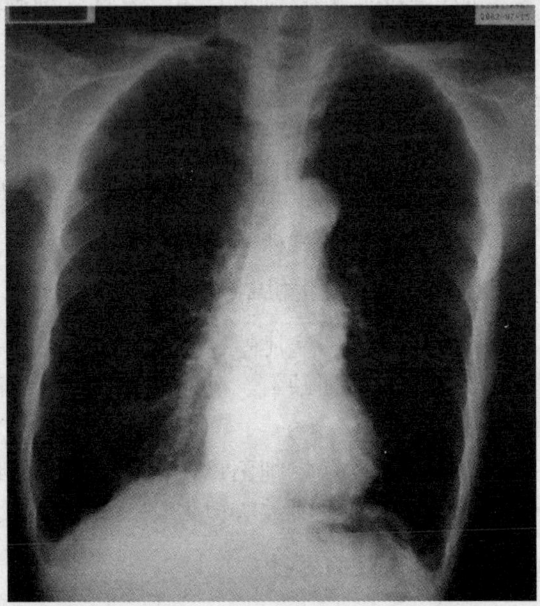

图 3－2　慢性肺源性心脏病、COPD

25. 慢性肺心病时右心室肥大 ECG 有哪些改变？

（1）电轴右偏，重度顺钟向转位；

（2）肺型 P 波（$>0.25mV$）；

（3）$Rv_1+Sv_5\geqslant 1.05mV$，可见 $Sv_5/Rv_5>1$；

（4）$V_1 \sim V_3$ 可出现 QS 波；

（5）右束支传导阻滞，肢体导联低电压。

26. 超声心动检查如何确定慢性肺心病时右心室肥大？

（1）右室流出道内径≥30mm；

（2）右心室内径≥20mm；

（3）右心室前壁厚度≥5mm；

（4）左心室内径/右心室内径<2。

27. 如何诊断慢性肺心病？

肺、胸廓或肺血管病变史，肺动脉高压、右心室肥大或右心功能不全表现，辅之以 ECG、UCG 和胸部影像学检查，并排除先心病和左心疾病等其他原因，即可作出诊断。

28. 慢性肺心病急性加重期的治疗原则有哪些？

（1）积极控制感染；

（2）保持呼吸道通畅，改善呼吸功能，纠正缺氧和二氧化碳潴留；

（3）控制心力衰竭：对上述治疗无效者，可适当选用利尿剂、强心药物或血管扩张剂；

（4）处理并发症。

29. 慢性肺心病在营养治疗上有何要求？

（1）热量：热量供应至少 12.54kJ/(kg·d) [或 30kcal/(kg·d)]；

（2）碳水化合物不宜过高，＜60％，因糖的呼吸熵高，过多CO_2生成会增加呼吸负荷；

（3）蛋白质 1.0～1.5g/（kg·d)。

30. 慢性肺心病有哪些并发症？

（1）肺性脑病；

（2）酸碱失衡及电解质紊乱；

（3）心律失常；

（4）消化道出血；

（5）休克：包括感染中毒性休克、失血性休克、心源性休克；

（6）弥散性血管内凝血（DIC)。

第四章　支气管哮喘

1. 如何理解支气管哮喘的定义?

支气管哮喘是由嗜酸性粒细胞、肥大细胞和 T 淋巴细胞等多种炎性细胞和细胞组分参与的气道慢性过敏反应炎症性疾病。这种炎症使易感者对各种激发因子具有气道高反应性，并引起气道缩窄。临床上表现反复发作性的喘息、呼气性呼吸困难、胸闷和咳嗽等症状，常在夜间和（或）清晨发作、加剧，常常出现广泛多变可逆的气流受限，多数患者可自行缓解或经治疗缓解。

2. 引起支气管哮喘的病因有哪些?

引起支气管哮喘的病因仍不十分清楚，大多数认为是多基因遗传相关性疾病，同时受遗传因素和环境因素的双重影响。其中环境因素包括多种特异性和非特异性吸入物、感染（细菌、病毒、寄生虫等）、食物、药物、气候变化、运动、妊娠等。

3. 根据变应原吸入后哮喘发生的时间进行分类时，哮喘有哪些类型?

（1）速发型哮喘反应（IAR）：几乎在吸入变应原的同时立即发生反应，15～30 分钟达高峰，2 小时后逐渐恢复正常；

（2）迟发型哮喘反应（LAR）：在吸入变应原约 6 小时左右发病，持续时间长，可达数天，而且临床症状重，常呈持续性哮喘表现，肺功能损害严重而持久。其发生机制不仅与 IgE 介导的肥大细胞脱颗粒有关，而且主要是气道炎症所致。因此，LAR 是慢性炎症反应的结果；

（3）双向型哮喘反应（DAR）。

4. 哮喘时嗜酸性粒细胞在气道局部释放的炎性因子有哪些?

主要有：主要碱性蛋白（MBP）、嗜酸性粒细胞阳离子蛋白（ECP）、嗜酸性粒细胞过氧化酶（EPO）、嗜酸性粒细胞神经毒素

（EDN）、血小板活化因子（PAF）、白三烯（LTC_4）等。

5. 支配支气管的神经有哪几种？

目前认为支配支气管的神经包括胆碱能神经、肾上腺素能神经和非肾上腺素能非胆碱能（NANC）神经系统三种。

支气管哮喘时β肾上腺素受体功能低下、迷走神经张力亢进、α肾上腺素能神经反应性增强。

而NANC既能释放舒张支气管平滑肌的神经介质如血管活性肠肽（VIP）和一氧化氮（NO），也能释放收缩支气管平滑肌的介质如P物质和神经激肽等，二者平衡失调，则可引起支气管平滑肌收缩。

6. 支气管哮喘常见有哪些临床症状？

（1）典型的支气管哮喘表现为发作性伴有哮鸣音的呼气性呼吸困难，或发作性胸闷和咳嗽；

（2）咳嗽变异型哮喘以咳嗽为唯一的症状；

（3）运动性哮喘则表现为运动时出现胸闷、咳嗽和呼吸困难。

7. 支气管哮喘常可发现哪些体征？

胸部呈过度充气状态，双肺弥漫性呼气相哮鸣音。但在轻度哮喘或非常严重哮喘发作时，哮鸣音可不出现，而且严重哮喘时可发现心率增快、奇脉、胸腹反常运动和发绀。

8. 支气管哮喘时痰涂片在显微镜下发现的尖棱结晶（Charcot-Leyden结晶体）是如何形成的？

嗜酸性粒细胞退化后形成尖棱结晶（Charcot-Leyden结晶体）。

9. 支气管哮喘进行性加重时动脉血气分析有何特点？

（1）哮喘严重发作时可有缺氧，$PaO_2\downarrow$，$PaCO_2\downarrow$，pH↑，表现呼吸性碱中毒；

（2）如病情进一步发展，气道阻塞严重，表现为$PaO_2\downarrow$，$PaCO_2\uparrow$，pH↓，呈呼吸性酸中毒；

（3）如缺氧明显，可合并代谢性酸中毒。

10. 哮喘的诊断标准是什么?

(1) 反复发作性喘息、呼吸困难、胸闷或咳嗽,多与接触变应原、冷空气、物理性刺激、化学性刺激、病毒性上呼吸道感染、剧烈运动等有关;

(2) 发作时在双肺可闻及散在或弥漫性、以呼气相为主的哮鸣音,呼气相延长;

(3) 上述症状可经治疗或自行缓解;

(4) 除外其他疾病所引起的喘息、胸闷和咳嗽;

(5) 症状不典型者(如无明显喘息和体征),至少应有下列三项指标中的一项阳性:①支气管激发试验或运动试验阳性;②支气管舒张试验阳性(经吸入 β_2 肾上腺素受体激动剂后,FEV_1 增加15%以上,且 FEV_1 增加绝对值>200ml);③呼气流量峰值(PEF)日内变异率或昼夜波动率≥20%。

符合(1)~(4)条或第(4)、(5)条者,可以诊断为支气管哮喘。

注:PEF 昼夜波动率=(日内最高 PEF 值-日内最低 PEF 值)/[1/2(日内最高 PEF 值+日内最低 PEF 值)]

11. 如何评价非急性发作期支气管哮喘患者的病情?

表 4-1 非急性发作期哮喘病情的评价

病情	临床发作特点	FEV_1	PEF
间歇	症状<每周 1 次,夜间哮喘症状≤每月 2 次	FEV_1≥80%预计值	PEF≥80%个人最佳值,PEF 变异率<20%
轻度	每周 1 次≤症状<每天 1 次,夜间哮喘症状>每月 2 次	FEV_1≥80%预计值	PEF≥80%预计值,PEF 变异率20%~30%
中度	每日有症状,夜间哮喘症状>每周 1 次	60%<FEV_1<80%预计值	60%<PEF<80%预计值,PEF 变异率>30%
重度	症状频繁发作,夜间哮喘频繁发作	FEV_1<60%预计值	PEF<60%预计值,PEF 变异率>30%

12. 哮喘需要与哪些疾病鉴别？

根据其典型发作症状、体征和既往发作史，哮喘诊断不难，有时需与心源性哮喘、慢性阻塞性肺疾病、支气管肺癌、肺嗜酸性粒细胞增多症和过敏性曲菌性支气管肺炎等疾病进行鉴别。

13. 心源性哮喘如何与支气管哮喘进行鉴别？

心源性哮喘与支气管哮喘的鉴别要点见表 4-2。

表 4-2 支气管哮喘与急性左心衰竭鉴别要点

	支气管哮喘	急性左心衰竭
起病年龄	婴幼儿时期多	中老年人
病史	哮喘发作病史、其他过敏疾病或过敏史、家族史	高血压、冠心病、糖尿病、风心病以及多次心衰史
发病季节	多有季节性	不明显
诱因	接触过敏原、上感、剧烈运动、吸入非特异性刺激物	感染、劳累、过量或过快输液
体征	呼气相延长，双肺弥漫性哮鸣音	双肺底湿啰音、左心扩大、奔马律、心脏杂音
缓解办法	脱离过敏原、吸入平喘药	坐起，应用快速洋地黄、利尿剂、扩血管药物
心电图	可有一过性肺型 P 波	心律失常或房室扩大
胸部影像	肺内含气过度	肺淤血、肺水肿、Kerley's B 线
UCG	正常	心脏解剖学上异常

14. 支气管肺癌如何与支气管哮喘进行鉴别？

肺癌引起的哮喘样症状见于下列几种情况：①管腔阻塞，癌肿腔内生长可引起支气管狭窄，导致气道阻塞，产生喘鸣或类似哮喘样的呼吸困难，肺部可闻及喘鸣音，多局限于一个部位，吸气时更加明显；②类癌综合征，某些肿瘤生长过程中可产生 5-羟色胺，引起支气管收缩，产生哮喘样的呼吸困难和颜面潮红；③淋巴管癌、支气管肺泡癌或支气管肺癌晚期，癌细胞沿淋巴管扩散，患者呼吸困难明显，肺部可闻及哮鸣音。以上表现易与支气管哮喘相混淆，但是支气管肺癌引起的哮喘样症状常无诱因，且发作性不明显，好发于吸烟的中老年男性，无过敏史，可有痰中带血，憋闷持续存在且进行性加重，应用平喘药无效，多次查痰可找到癌细胞，X线胸片、CT、纤维支气管镜检查可明确诊断，可与哮喘鉴别。

15. 支气管哮喘急性发作时有哪些并发症？

气胸、纵隔气肿、肺不张。

16. 目前用于哮喘治疗的药物有哪些类型？

表 4-3　治疗支气管哮喘的药物常见的类型

药物作用	药物类型
支气管平滑肌舒张	β_2 肾上腺素受体激动剂、茶碱类、抗胆碱药
抗炎	糖皮质激素、色甘酸钠、白三烯调节剂（扎鲁司特、孟鲁司特）；β_2 肾上腺素受体激动剂和茶碱类也有一定抗炎作用
其他	酮替酚、新一代组胺 H_1 受体拮抗剂（曲尼斯特、氯雷他定）

17. β_2 肾上腺素受体激动剂常见有哪些类型？其作用机制有哪些？

表 4-4　β_2 肾上腺素受体激动剂常见的类型

类　型	作用时间	机　制
短效		
沙丁胺醇（salbutamol）	5～10min 起效	兴奋呼吸道的 β_2 受体，激活腺苷酸环化酶，使细胞内的环磷酸腺苷（cAMP）含量增加，减少游离 Ca^{2+}，松弛支气管平滑肌
非诺特罗（fenoterol）	作用时间 4～6h	
长效		
沙美特罗（salmaterol）	5～10min 起效	
福美特罗（formoterol）	作用时间长达 12～24h	
班布特罗（bambuterol）	适用于夜间哮喘	

18. 茶碱类药物的平喘作用机制有哪些？正常药效血药浓度范围是多少？

作用机制：

（1）能抑制磷酸二酯酶，提高平滑肌细胞内的 cAMP 浓度；

（2）拮抗腺苷受体；

（3）刺激肾上腺分泌肾上腺素，增强呼吸肌的收缩；

（4）增强气道纤毛清除功能和抗炎及免疫调节作用。

口服氨茶碱一般剂量每日 6～10mg/kg，控释型茶碱 200～400mg/d。静脉注射首次剂量 4～6mg/kg，应缓慢注射，注射时间应大于 15min，静脉滴注维持量为 0.6～0.8mg/（kg·h），日注射量一般不超过 1.0g。静脉给药主要应用于重、危症哮喘。茶碱安全血药浓度为 6～15μg/ml。

19. 抗胆碱类药物是通过哪种途径实现平喘作用的？

吸入抗胆碱药如异丙托溴胺可以阻断节后迷走神经通路，降低迷走神经兴奋性，阻断因吸入刺激物引起的反射性支气管收缩，起舒张支气管作用，且有减少痰液分泌的作用。适用于夜间哮喘及多痰的患者。

20. 糖皮质激素治疗哮喘的作用机制有哪些？

糖皮质激素是当前防治哮喘最有效的一线基本药物。主要作用机制是抑制炎症细胞的迁移和活化；抑制细胞因子的生成；抑制炎症介质的释放；增强平滑肌细胞 β_2 受体的反应性。

21. 色甘酸钠作为一种非糖皮质激素抗炎药物，如何起到治疗哮喘的作用？

色甘酸钠可部分抑制 IgE 介导的肥大细胞释放介质，对其他炎症细胞释放介质亦有选择性抑制作用。能预防变应原引起速发和迟发型反应，以及运动和过度通气引起的气道收缩。

22. 哮喘急性发作期的治疗原则是什么？如何治疗？

急性发作期的治疗目的是尽快缓解气道阻塞，纠正低氧血症，恢复肺功能，预防进一步恶化或再次发作，防止并发症。一般根据病情的分度进行综合性治疗。

（1）轻度：吸入短效 β_2受体激动剂，如沙丁胺醇、特布他林。通过 MDI 或干粉剂吸入（200～400μg）后，通常 5～10min 即可见效，疗效维持 4～6h，可间断吸入。效果不佳时可加用口服 β_2受体激动剂控释片或小量茶碱控释片（200mg/d），夜间哮喘可吸入长效 β_2受体激动剂（如沙美特罗）或口服长效 β_2受体激动剂（如班布特罗）。每日定时吸入糖皮质激素（200～500μg）或加用抗胆碱药，如异丙托溴胺气雾剂吸入。

（2）中度：规则吸入 β_2受体激动剂或口服长效 β_2受体激动剂，加用氨茶碱 0.25g 加入 10％葡萄糖液 40ml 中，缓慢静脉注射。若仍不能缓解，加用抗胆碱气雾剂吸入，或加用口服白三烯拮抗剂，同时加大糖皮质激素吸入剂量（＞500μg /d）或口服糖皮质激素 40～60mg/d。

（3）重度至危重度：雾化吸入 β_2受体激动剂，或静脉滴注沙丁胺醇或氨茶碱。雾化吸入抗胆碱药。口服白三烯拮抗剂。静脉滴注糖皮质激素如琥珀酸氢化可的松 100～300mg/d 或甲强龙 40mg q8h～q6h。待病情得到控制和缓解后，再逐渐减量，改为口服给药。注意维持水、电解质平衡，纠正酸碱失衡，氧疗；如病情恶化，缺氧不能纠正时，应进行机械通气。如有严重并发症如气胸、纵隔气肿时，在切开引流气体的同时仍可进行机械通气。

23. 什么是阿司匹林性综合征（阿司匹林三联征、Samter's 综合征）？

某些哮喘患者于服用阿司匹林或其他解热镇痛药及非甾体抗炎药后数分钟或数小时内诱发剧烈哮喘，其中部分患者同时合并鼻息肉，被称为阿司匹林过敏-哮喘-鼻息肉三联征（Samter's 综合征）。白三烯受体拮抗剂（孟鲁斯特等）治疗效果显著。

24. 什么是闭锁肺综合征？

在治疗哮喘过程中，因过量使用β_2受体激动剂（如异丙肾上腺素等）或因心动过速不适当使用β_2受体阻滞剂（如普萘洛尔等），使支气管痉挛加剧，造成呼吸道和外界隔绝的“闭锁状态”，对平喘治疗呈无反应状。

25. 什么是脆性哮喘？

目前认为脆性哮喘（brittle asthma，BA）是那些突发、严重、危及生命的哮喘发作，分为两种类型。

Ⅰ型 BA：经吸入或口服药物规律治疗，连续观察至少 150 天，半数以上观察日的 PEF 变异率＞40％。

Ⅱ型 BA：在基础肺功能正常或良好控制的情况下，无明显诱因突然急性发作的支气管痉挛，3 小时内哮喘严重发作伴高碳酸血症，可危及生命，常需机械通气治疗。经期前哮喘发作往往属此类型。

第五章　肺血栓栓塞症

1. 什么是急性肺源性心脏病？

常见由于来自静脉系统或右心的栓子进入肺循环，造成肺动脉主干或其分支的广泛栓塞，同时并发广泛肺细小动脉痉挛，使肺循环受阻，肺动脉压急剧升高而引起右心室扩张和右心衰竭。

2. 肺动脉栓塞的栓子主要来源于何处？

（1）周围静脉内血栓：最常见于下肢静脉及盆腔静脉；

（2）右心附壁血栓；

（3）癌栓；

（4）脂肪栓塞：最常见于长骨骨折，也可见于严重创伤；

（5）其他：空气栓塞、羊水栓塞和寄生虫虫卵栓塞等。

3. 肺动脉栓塞有哪些临床表现？

症状：症状表现视栓塞面积轻重不一。当有大面积或多发肺动脉栓塞时，患者常感突发呼吸困难、胸闷、心悸和窒息感，可伴有中度发热（吸收热）和剧烈咳嗽。严重者出现烦躁、恶心、呕吐、昏厥、血压下降，甚至休克死亡。有肺梗死者，往往有咳血痰、胸痛。临床上有典型肺梗死三联征者（呼吸困难、胸痛、咯血）不足1/3。

体征：严重时有发绀、黄疸。有肺梗死时，局部区域呼吸音减弱或伴有干、湿性啰音，有时可闻胸膜摩擦音和胸腔积液体征。P_2亢进，并有收缩期和舒张早期杂音；三尖瓣区亦有收缩期杂音和舒张期奔马律。右心衰竭时，可见颈静脉怒张，肝大并有压痛，双下肢浮肿。

4. 肺栓塞有哪些临床类型？

（1）急性肺源性心脏病：栓塞 2 个肺叶以上，突发呼吸困难、濒死感、低血压、休克、右心衰竭等；

（2）肺梗死：突发气短、胸痛、咯血、胸膜摩擦音、胸腔积液；

（3）“不能解释的呼吸困难”：栓塞面积较少，是死腔增加的唯一症状；

（4）慢性反复性肺血栓栓塞：发病隐匿、缓慢，发现较晚，主要表现为重症肺动脉高压和右心功能不全，是临床进行性的一个类型；

（5）猝死。

5. 肺栓塞时辅助检查有何异常？

（1）血气分析：当肺栓塞血管>15%～20%时，可出现低氧血症和/或伴有 $PaCO_2$ 下降、$P_{(A-a)}O_2$ 增大。血气指标正常是肺栓塞的反指征，是重要的筛选方法。

（2）心电图：常见的有 $S_I Q_{III} T_{III}$、电轴右偏、肺型 P 波、完全或不完全右束支阻滞，及右胸前导联、Ⅱ、Ⅲ、aVF 导联 T 波倒置、ST 段下降和 V_1～V_4 导联 T 波倒置等。心电图常为一过性，动态改变更有意义。

（3）D-二聚体是交联纤维蛋白降解的特异产物，异常增高的敏感性在 90%以上，但特异性不高，当测定值小于 500ng/ml，提示无急性肺栓塞。

（4）酶学检测：除肺梗死者外，血清酶多无改变，它有助于与心肌梗死鉴别。

（5）胸部 X 线：肺梗死者可见肺内病灶呈尖端朝向肺门的三角形阴影，而肺栓塞无特异改变，有时仅见同侧膈高位、盘状肺不张、局部肺纹理稀疏及肺动脉高压表现。

（6）同位素灌注及通气扫描：它是无创、安全、简便及敏感的方法，是国际公认的标准筛选检测手段。①灌注扫描敏感性高（90%～95%），但特异性差，故灌注阴性时排除意义较之灌注阳性的意义大（图 5－1）；②通气扫描用于估计肺局部通气情况，可辅助灌注扫描诊断肺栓塞；③通气/灌注（V/Q）扫描的评估：通气/灌注不匹配是肺栓塞的表现。但肺梗死时两者相匹配，即梗死局部既有灌注缺损，也存在通气缺损。

(7) 肺动脉造影：是确诊肺栓塞最可靠的金标准。具诊断意义的征象有：①腔内充盈缺损；②截断现象；③局部肺野无血流灌注；④肺动脉分支充盈或排空延迟（图 5－2）。

(8) 下肢深静脉检查：方法包括：①静脉造影；②超声多普勒；③静脉核素显影；④CT 静脉增强造影（图 5－3）。

(9) 肺动脉增强 CT（CTPA）：螺旋 CT 通过血管重建可有效地显示中心性（包括肺段支）肺栓塞（图 5－4）。与肺动脉造影相比较，符合率达 70％～100％，有取代肺动脉造影的趋势。

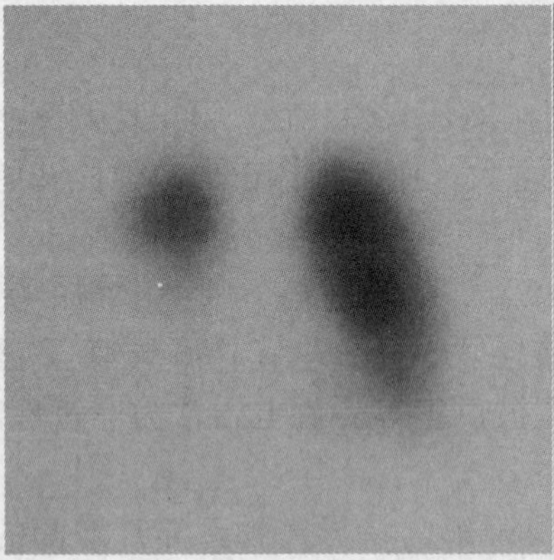

图 5－1　肺灌注扫描示右肺明显充盈缺损

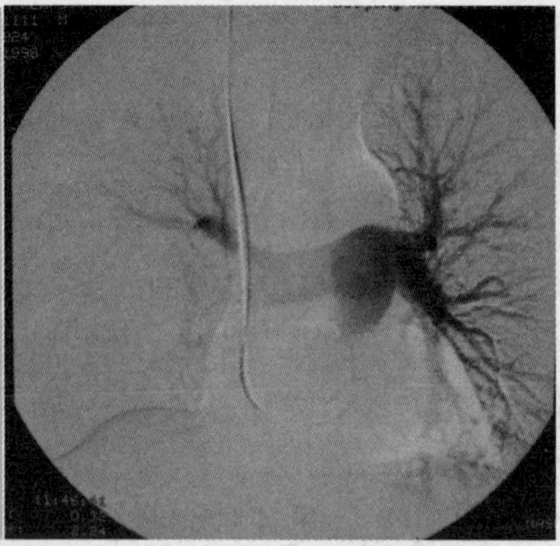

图 5－2　肺动脉造影示右下肺动脉充盈缺损

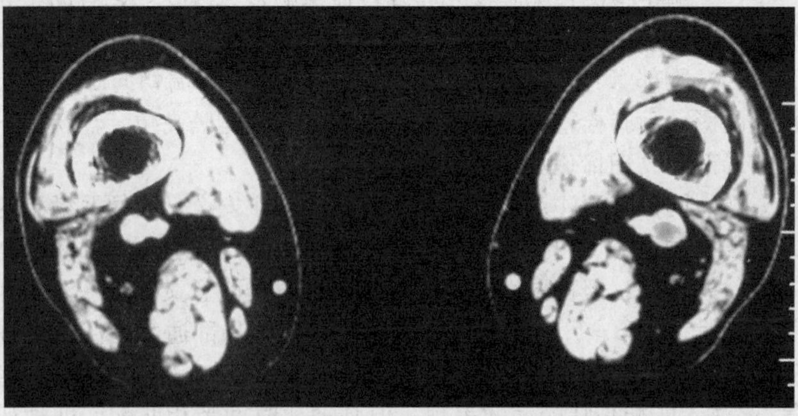

图 5－3　下肢静脉增强 CT 可见右下肢腘静脉内充盈缺损

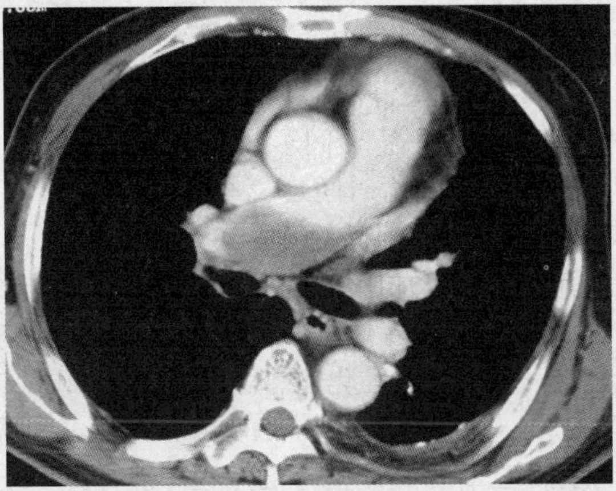

图 5－4　CTPA 可见肺动脉主干内明显充盈缺损

6. 肺栓塞溶栓疗法的指征、时机、禁忌证和常用方法各是什么？

（1）指征：①大面积肺栓塞（两个肺叶或堵塞 50%以上血管）；②次大面积肺栓塞，并引起循环衰竭者。

（2）溶栓时机：现已扩大至两周，但越快越好，5 天内最为理想。给药 12～24h 内血栓溶解加速，血流动力学明显改善，伴有休克者疗效更好。

（3）禁忌证：①绝对禁忌证为活动性胃肠道出血，近 2 个月内颅内出血及颅、脊柱手术者；②相对禁忌证：近 10 天内大手术或分娩；近期消化道出血；肝、肾功能衰竭；重症高血压，以及心内膜炎、出血性疾病、妊娠、左房血栓等。

（4）给药方法：尿激酶：先予负荷量 4000IU/（kg・10min），继之 2000IU/（kg・h）维持 12h 静脉滴注。rt-PA：50～100 mg 在 2h 内静脉滴注。溶栓完毕常规给予肝素和华法林抗凝治疗 6 个月。

7. 肺栓塞抗凝治疗的适应证、禁忌证和常采用的方法各是什么？

（1）适应证：凡确诊或高度可疑的急性肺栓塞，又无抗凝治疗绝对禁忌证者皆应给予抗凝治疗。

（2）禁忌证：近期内脑出血，活动性胃肠道出血，肝、肾功能不全等。

(3) 药物和方法、疗程：首先给予肝素，可静脉持续滴注，初始负荷剂量2000～3000IU静注，继之每小时750～1000IU滴注维持。肝素剂量应根据凝血时间及激活的部分凝血活酶时间（APTT）进行调整，使凝血时间延长一倍，或使APTT延至对照值1.5～2.5倍。肝素使用时间约7～10天。

在肝素应用48h后可加用华法林，成人首剂4mg，维持剂量约2.5～5mg/d。根据凝血酶原时间（PT），或凝血酶原活动度（PA）调整剂量，使国际标准化比率（international normalized ratio，INR）在2.0～3.0之间。待华法林起作用后（约需4～5天），可停用肝素单用华法林。抗凝治疗的疗程一般为3～6个月，其有肺动脉高压或肺心病者抗凝疗程应予适当延长至6～12个月。

第六章　支气管扩张症

1. 什么是支气管扩张症？

支气管扩张症（简称支扩）是指组成支气管壁的弹性成分和平滑肌成分破坏后导致的支气管异常和永久性扩张的一种慢性化脓性疾病。病变可呈局限性或弥漫性改变。临床常以慢性或反复肺部感染为特征，包括咳嗽、咳大量脓痰，不少患者表现为咯血。

2. 支气管扩张症的病因分哪两类？

（1）感染性因素；（2）非感染性因素。见表 6-1。

表 6-1　引起支气管扩张症的常见病因

种　类	疾　病
支气管-肺组织感染	儿童时期下呼吸道感染（麻疹、百日咳等病毒，细菌和真菌）、肺结核等
支气管阻塞	异物吸入、新生物、肺门淋巴结肿大、慢性阻塞性肺疾病等
先天性解剖缺陷	支气管软化、肺隔离症（叶内型）、Kartagener 综合征等
遗传性疾患	肺囊性纤维化、遗传性 α_1-抗胰蛋白酶缺乏症等
机体免疫功能异常	风湿免疫性疾病
其他	反复吸入性肺炎、吸入刺激性气体等

3. 支气管扩张症的好发部位有哪些？

支气管扩张症可发生于肺内各个部位。一般感染引起下叶（左侧更多见）、右中叶和左舌叶支气管扩张症；结核常引起上叶尖后段支气管扩张症。

4. 什么是中叶综合征？

中叶综合征是指右肺中叶支气管细长，周围又有几簇淋巴结，常因非特异性或结核性淋巴结炎的压迫引起肺不张，并发支气管扩张症。

5. 支气管扩张症的病理分类有几种？

（1）柱状支气管扩张：支气管轮廓规则，远端扩张并不十分明显，且扩张管径末端往往呈直角突然终止。小支气管和细支气管管腔多充满黏稠的脓性物质。

（2）曲张性支气管扩张：此类支气管扩张在程度上较柱状支气管扩张明显，局部狭窄导致支气管轮廓不规则，似静脉曲张外形，而且终末支气管呈钝端样终止更为明显。

（3）囊状支气管扩张：支气管扩张进一步加重，向周边发展为气球样囊性变，其尖端指向支气管管腔。少数囊性扩张的支气管内充满浓缩的黏液，并形成黏液性囊肿。

（4）混合型：上述不同类型并存。

6. 支气管扩张症有哪些病理生理改变？

（1）肺功能：支气管扩张症依其病变的程度和范围不同，肺功能受损也轻重不一。病变范围小、程度轻者，可无肺功能异常；反之，病变较为弥漫时，可出现阻塞性、限制性或混合性通气功能障碍，导致通气/血流比例失调、弥散功能降低，最终出现低氧血症，或伴有二氧化碳潴留。

（2）气管-支气管黏膜清除功能下降：支气管扩张症时气道内假复层纤毛柱状上皮细胞受损，对吸入性颗粒物的清除功能减退。

（3）血流动力学改变：扩张的支气管管壁组织在前毛细血管水平可出现广泛的体循环和肺循环之间的吻合，从而导致支气管动脉扩张和左-右分流，但并不是引起肺动脉高压的主要因素。

7. 支气管扩张症常见的临床症状有哪些？

病程往往呈慢性经过，婴幼儿期有麻疹、百日咳或下呼吸道感染史者，多在青少年即发病。临床症状谱宽，从无症状到症状严重，其轻重取决于引起支气管扩张症的病因、支气管病变分布的范围、扩张和感染的程度，以及病程的长短等，最常见的表现为持续或反复咳嗽，咳脓性痰、脓臭痰或咯血等。

严重支气管扩张时，24h 留置的痰液特征性地分为三层：①上层为泡沫黏液层；②中层为薄的浑浊黏液层；③下层为厚层沉淀，包括脓细胞、坏死组织、纤维素、支气管脓栓、脂肪酸结晶和弹性纤维等。

8. 什么是“干性支气管扩张”？

是指有些患者支气管扩张起病隐匿，可无任何症状或仅有咳嗽，有些仅表现为咯血，或仅在高分辨 CT 显示支扩征象。

9. 支气管扩张症有哪些体征？

轻症支气管扩张可无任何体征，症状明显者在受累区域可闻及明显的持续性、中度至粗糙的湿啰音。湿啰音在吸气早期出现，持续至吸气中期，吸气末减弱、消失。如病情进展或合并肺气肿可有胸廓过度膨胀。病程长者可见杵状指。重症患者感染明显时除发热外，可有贫血等。

10. 支气管扩张症胸部影像检查有何表现？

（1）X 线胸部平片：X 线胸部平片表现主要为平行性致密影，即双轨征，提示支气管壁增厚；管状致密影，提示支气管内黏液阻塞；环状致密影或囊样变，直径＞2cm，有时可见液平；当周围支气管黏液栓阻塞，可引起肺不张或膨胀不全，肺纹理聚积；重症患者因肺动脉灌注减少，纹理减少；正常部分肺组织呈代偿性肺气肿（图 6－1）。

（2）高分辨 CT（HRCT）：可见支气管内径大于相邻肺动脉，如差异显著时表现为“戒指征”；下一级支气管在 2cm 之内与上位支气管管径相同，无逐渐缩小趋势；距壁层胸膜 1cm 之内可见支气管影；支气管管壁增厚则可表现为“双轨征”（图 6－2）。

（3）支气管造影：长期以来支气管碘油造影被视为诊断支气管

扩张症的金标准，可显示不同类型支气管扩张，目前已逐渐被HRCT所取代。然而对于反复咯血，HRCT显示正常或可疑异常时，为了明确诊断，或准备选择性外科手术时，仍主张经纤维支气管镜选择性造影。

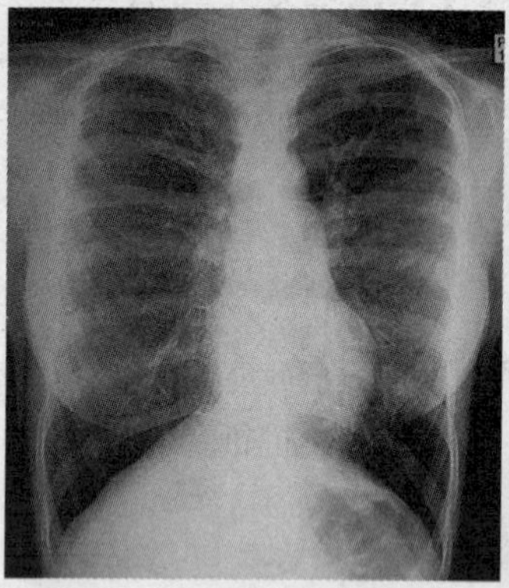

图6-1　双侧支气管扩张，肺内过度充气

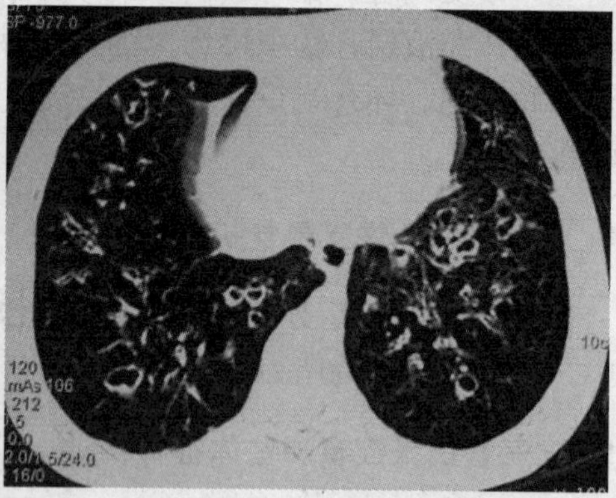

图6-2　HRCT示双肺多发支气管扩张

11. 如何诊断支气管扩张症?

对于长期反复咳嗽、咳脓痰并反复加重或有间断反复咯血史的患者，应考虑支气管扩张症的可能。胸部X线平片显示双轨征、环状高密度影或囊样改变的征象，基本可作出支气管扩张症的临床诊断。对可疑患者，胸部CT（尤其是HRCT）是重要的无创性诊断手段之一。

对难以诊断或考虑行外科手术者，选择性支气管造影仍为诊断的金标准，除非对决定治疗方案至关重要，一般不考虑行选择性支气管造影。

12. 支气管扩张症应与哪些疾病相鉴别?

慢性支气管炎、肺脓肿、肺结核、先天性肺囊肿、弥漫性泛细支气管炎等。

13. 支气管扩张症有哪些并发症？

慢性呼吸衰竭和慢性肺源性心脏病、肺脓肿、邻近或远隔器官脓肿、休克或窒息。

14. 支气管扩张症的治疗包括哪些？

支气管扩张症包括内科治疗与外科治疗，内科治疗的主要目的在于控制症状，防止或延缓病程进展。

（1）控制感染：支扩急性感染期控制感染是治疗的主要措施，可根据病情、痰培养与药敏试验结果选择相应抗菌药物。

（2）祛除痰液，保持呼吸道通畅：祛痰药＋体位引流。

（3）手术治疗：病变范围较局限（＜2 叶），且有反复呼吸道感染伴/不伴大咯血，内科治疗难以控制时，可根据病人的情况，行肺段或肺叶切除术。对以咯血为主者，可行支气管动脉栓塞术。一些支气管扩张症晚期患者可行肺移植术。

（4）对症治疗：中小量咯血多选择内科治疗为主，应用垂体后叶素，辅以酚磺乙胺（止血敏）、卡巴克洛（安络血）、氨甲苯酸（止血芳酸）和云南白药等止血药物。

第七章　肺部感染性疾病

1. 什么是肺炎？有哪些微生物病原体能引起肺炎？

肺炎是指包括终末气道、肺泡腔及肺间质等在内的肺实质炎症。病因以感染最为常见，如细菌、支原体、衣原体、立克次体、病毒、真菌以及寄生虫等；其他原因有理化因素、免疫损伤、过敏和药物等。

2. 呼吸道免疫防御机制正常时，气管隆凸以下呼吸道有无细菌？

正常的呼吸道免疫防御机制使气管隆凸以下的呼吸道保持无菌状态。

3. 由感染因素所致的肺炎病原体有哪些？

表 7－1　引起肺炎的微生物病原体

肺炎类型	病原体
社区获得性	肺炎链球菌、流感嗜血杆菌、卡他莫拉菌、肺炎支原体、肺炎衣原体、嗜肺军团杆菌、口腔厌氧菌、金黄色葡萄球菌、奴卡菌种、病毒[a]、真菌[b]、鹦鹉热衣原体
医院获得性	肠道需氧革兰阴性杆菌、铜绿假单胞菌、金黄色葡萄球菌、口腔厌氧菌

[a]流感病毒、巨细胞病毒、呼吸道合胞病毒、麻疹病毒、水痘-带状疱疹病毒和汉坦病毒；[b]组织胞浆菌属、球孢子菌属和芽生菌属种

4. 微生物病原体可通过哪些路径引起社区获得性肺炎？

（1）空气吸入；

（2）血行播散；

（3）邻近感染部位蔓延；

（4）上呼吸道定植菌的误吸。

5. 简述医院获得性肺炎的发病机制？

（1）误吸口咽部、胃内定植菌；
（2）带菌气溶胶吸入；
（3）经人工气道吸痰交叉污染；
（4）细菌直接种植；
（5）血道播散。

6. 引起大叶性肺炎（或肺泡性肺炎）的病原菌有哪些？

病原菌在肺泡内引起炎性改变后，经肺泡间孔（Cohn 孔）向其他肺泡扩延，致使肺段的一部分或整个肺段、肺叶发生炎变。致病菌多为肺炎球菌，其次为葡萄球菌、部分革兰阴性杆菌及结核菌等。其中由金黄色葡萄球菌或肺炎克雷白杆菌所致的肺炎常呈坏死性改变，易形成空洞。

7. 典型的社区获得性肺炎有哪些特点？

社区获得性肺炎一般认为有两种综合征类型，即典型和非典型表现。

"典型"肺炎综合征的特征为骤起发热、咳嗽、咳脓痰、气短，某些病例出现胸膜炎性胸痛，在 X 线检查的异常部位，体格检查时可发现肺实变的体征（语颤增强、叩诊浊音、羊鸣音、支气管呼吸音和啰音）。外周血白细胞常$>10.0\times10^9/L$。胸片往往可见肺实变，β-内酰胺类抗生素等作用于细胞壁类抗生素治疗有效。

8. 非典型社区获得性肺炎的临床表现有哪些特点？

"非典型"肺炎通常由肺炎支原体所致，但也可由嗜肺军团菌和肺炎衣原体所致，其少见病原体有鹦鹉热衣原体、贝氏立克次体及病毒等。

"非典型"肺炎综合征的特征是起病较缓、干咳、气短、肺外症状突出（如头痛、肌痛、乏力、咽喉痛、恶心、呕吐和腹泻）；肺部受累的体征较少；肺外系统、器官功能受损（如嗜肺军团菌常出现神经精神障碍，肝、肾功能异常和显著的低钠血症）。外周血白细胞多正常。治疗以细胞内抗生素为主，如大环内酯类抗生素（红霉素、阿奇霉素等）和氟喹诺酮类抗菌药物（左氧氟沙星、莫西沙星等）。

9. 常见肺炎的临床表现和X线有哪些特点？

表7-2　肺炎常见的临床表现和影像学特点

致病菌	临床表现	影像学特征
肺炎链球菌	起病急，寒战、高热、铁锈色痰、胸痛、肺实变，偶呈急腹症表现	肺叶或肺段实变，无空洞，支气管气影，可伴胸腔积液（图7-1）
金黄色葡萄球菌	起病急，寒战、高热、脓血痰、气急、毒血症症状明显、休克	肺叶或小叶浸润、多变、空洞、肺液气囊腔、脓胸（图7-2）
肺炎克雷白杆菌	起病急，寒战、高热，痰稠、可呈砖红色胶冻状，全身衰竭	肺小叶或肺段实变、蜂窝状脓肿、叶间隙下坠
流感嗜血杆菌	起病急，寒战、高热、呼吸困难、衰竭	支气管肺炎、肺叶实变，无空洞
军团菌	起病急，高热、水样腹泻、肌痛、意识障碍、相对缓脉。辅助检查中可见肝、肾功能异常，两次抗体滴度呈4倍增长，达1∶128以上可诊断	斑片状浸润影、多形，可累及多段，进展迅速，无空洞（图7-3）
厌氧菌	吸入病史，高热、脓臭痰、毒血症症状明显	支气管肺炎、脓胸、脓气胸、多发性肺脓肿
大肠杆菌	原有慢性病，发热、脓痰、呼吸困难	支气管肺炎、脓腔、脓胸
支原体	可小流行，乏力、发热、肌痛、头痛、干咳	呈非节段分布、多形浸润，3～4周自行消散（图7-4）
铜绿假单胞菌	院内感染，毒血症症状明显，脓痰可呈蓝绿色	弥漫性支气管肺炎，早期脓肿
真菌	免疫功能低下，起病缓，黏痰	两肺中下野纹理加深、多形，空洞内可见曲菌球（图7-5）

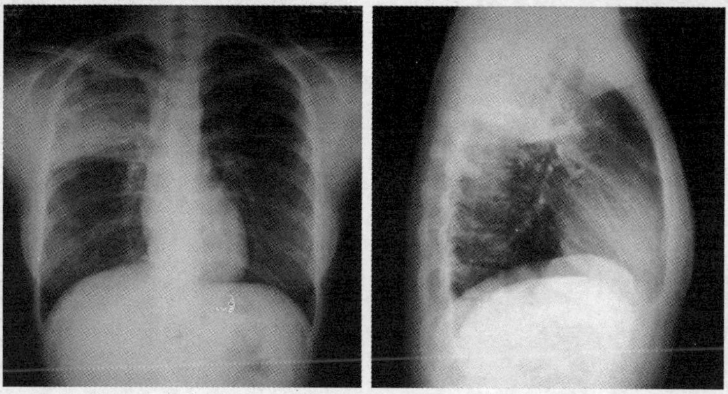

图 7－1　肺炎链球菌肺炎，可见右上叶后段大片高密度实变影

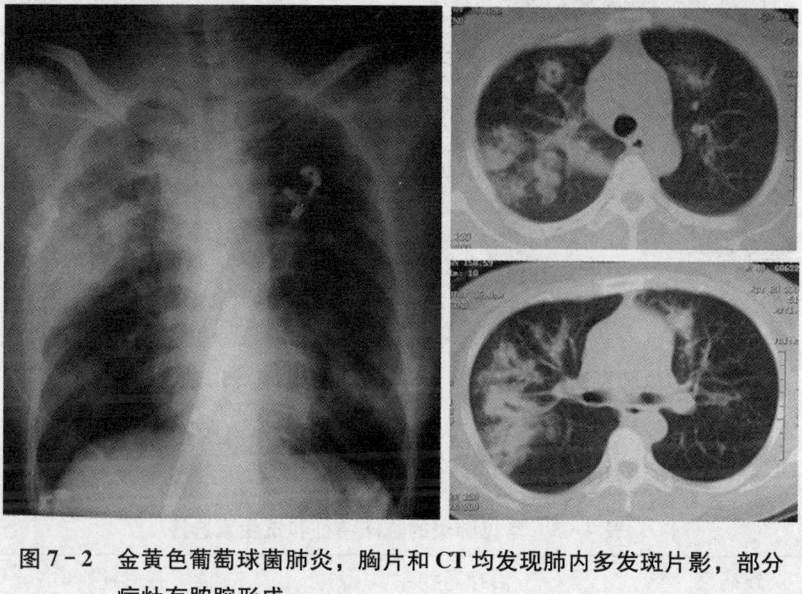

图 7－2　金黄色葡萄球菌肺炎，胸片和 CT 均发现肺内多发斑片影，部分病灶有脓腔形成

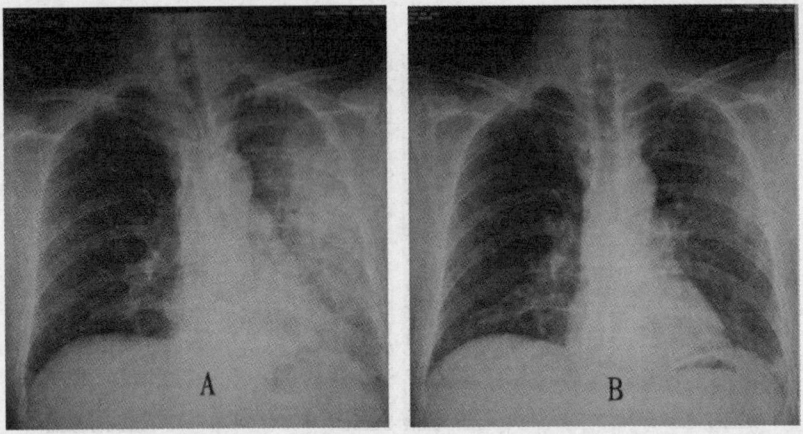

图 7-3　军团菌肺炎治疗前（A）后（B）

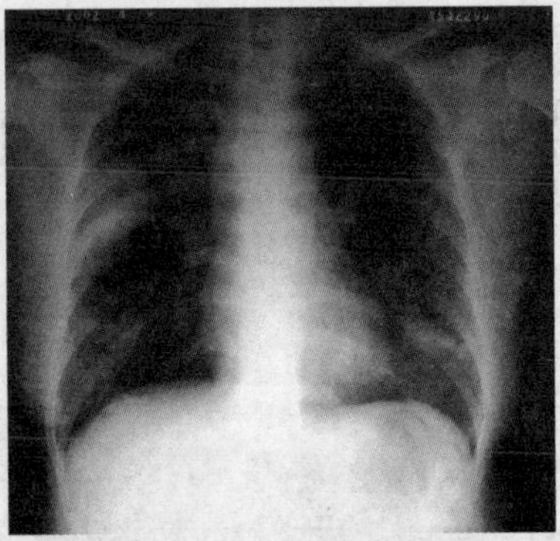

图 7-4　肺炎支原体肺炎

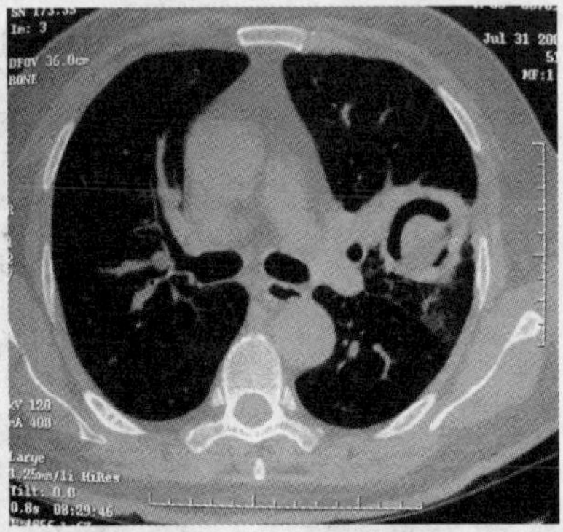

图 7-5　曲霉菌肺炎

10. 常见肺炎的治疗药物选择有哪些?

表 7-3　常见肺炎的临床特征和抗生素选择

致病菌	治疗药物	备　注
肺炎链球菌	青霉素类、红霉素、1 代头孢菌素、氟喹诺酮类	致病菌常见 1～9 及 12 型，3 型毒力最强
金黄色葡萄球菌	耐酶青霉素＋氨基糖苷类、红霉素、1 和 2 代头孢菌素、万古霉素	血浆凝固酶阳性毒力强

续表

致病菌	治疗药物	备注
肺炎克雷白杆菌	氨基糖苷类＋合成广谱青霉素或2、3代头孢菌素	
流感嗜血杆菌	氨苄西林、2和3代头孢菌素、氟喹诺酮类、氨基糖苷类	
军团菌	红霉素、利福平、四环素、氟喹诺酮类	在含有L-半胱氨酸亚铁盐酵母菌浸膏及活性酵母浸液琼脂（B-CYE）培养基生长，与大肠杆菌、肺炎杆菌、铜绿假单胞菌等混合感染，形成“难治性肺炎”
厌氧菌	青霉素G、克林霉素、甲硝唑、安灭菌、泰能	脆弱类杆菌对青霉素类多耐药，而对克林霉素和甲硝唑敏感
肺炎支原体	红霉素、四环素	
铜绿假单胞菌	3代头孢菌素＋氨基糖苷类、碳青霉烯类	
大肠杆菌	同上	
真菌	酮康唑、氟康唑、二性霉素B、伊曲康唑	肺曲菌病有支气管肺炎型、变态反应性曲菌病、曲菌球和继发性肺曲菌病

11. 形成肺脓肿常见的致病菌有哪些?

表7-4　形成肺脓肿常见的致病菌

发病途径	病原菌
吸入性	厌氧菌、需氧菌、放线菌属
支气管堵塞（阻塞性肺炎）	混合病原菌
血源性（菌血症/败血症）	葡萄球菌、链球菌
膈下脓肿或肝脓肿转移	大肠杆菌、粪链球菌、溶组织内阿米巴原虫

续表

发病途径	病原菌
原发肺感染并脓腔形成	结核分枝杆菌、肺炎杆菌、星形奴卡菌
免疫功能低下（AIDS、慢性肉芽肿性疾病）	少见病原体，如红球菌属、干酪乳酸杆菌

12. 什么叫慢性肺脓肿？

慢性肺脓肿是由于急性肺脓肿治疗不彻底，或支气管引流不畅，导致大量坏死组织残留脓腔，脓腔壁成纤维细胞增生，肉芽组织使脓腔壁增厚。临床上对 3～6 个月或更久不能愈合的肺脓肿，称之为慢性肺脓肿。

13. 急性吸入性肺脓肿有哪些临床表现？

诱因：齿、鼻、咽喉感染；手术、劳累、受凉、饮酒过量；药物性或病理性意识丧失等。

发生与体位的关系：仰卧位，上叶后段或下叶背段；坐位，下叶后基底段；右侧位，右上叶前段或后段。

症状：急性起病，畏寒、高热，伴咳嗽，咳黏液痰或黏液脓痰，全身中毒症状较重。感染控制不及时时，于发病 10～14 天突然咳大量脓臭痰及坏死组织。病变累及胸膜时可出现胸痛，脓肿破入胸腔出现脓气胸。

体征：与病变的范围和部位相关，可出现湿啰音、支气管呼吸音，脓腔增大时，可出现空瓮音，累及胸膜时可闻及胸膜摩擦音。慢性肺脓肿可见杵状指。

影像学：感染部位在脓肿形成后胸部 X 线常可见气液平，脓肿周围有炎性浸润，邻近组织与脓腔之间界限不清，但个别病例可形成张力性脓腔。图 7－6 为左下肺巨大脓气腔性肺脓肿胸片表现，图 7－7 为图 7－6 同一患者的 CT 表现。

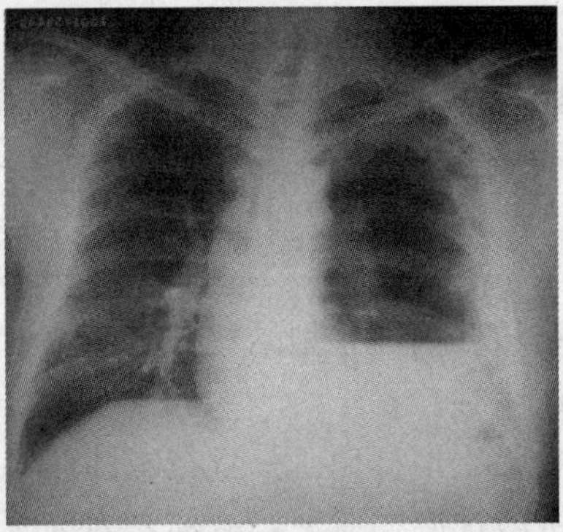

图 7-6　左下肺脓肿胸部 X 线表现

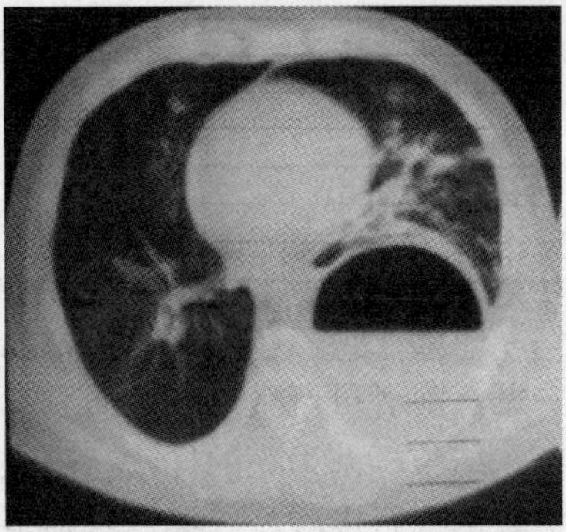

图 7-7　图 7-6 同一患者的胸部 CT 表现

14. 哪些疾病应与肺脓肿进行鉴别？

（1）细菌性肺炎；
（2）空洞型肺结核继发感染；
（3）支气管肺癌；
（4）肺囊肿继发感染等。

15. 肺脓肿的治疗原则是什么？

抗感染 ＋ 引流。

16. 肺脓肿的手术适应证是什么？

（1）肺脓肿病程＞3 个月，内科治疗不能缩小脓腔，并有反复感染；
（2）伴支气管胸膜瘘或脓胸经抽吸冲洗脓液疗效不佳。
（3）大咯血经内科治疗无效或危及生命；
（4）肺癌致支气管阻塞引流不畅。

第八章 肺结核

1. 结核病原菌有何特点？

引起人类结核病的主要是人型结核杆菌，牛型结核杆菌的感染少见。前者可产生烟酸，而后者往往阴性。

结核杆菌为小的杆状、需氧、非芽生型杆菌。一旦在碱性环境中着色（石炭酸品红染色）则很难被酸性酒精脱色，故称之为抗酸杆菌。

结核杆菌生长十分缓慢，在大多数培养基中的倍增时间近18h，在固体培养基上出现典型的可辨菌落需3～5周，因此，细菌培养在临床上对分型、药敏等具有一定困难。

结核杆菌对干燥、冷、酸、碱等抵抗力强，干燥环境及低温－40℃时仍可存活数月至数年。

2. 结核杆菌的细胞壁有哪些成分？各有何作用？

结核杆菌的细胞壁含有高分子量脂肪酸、类脂质、蛋白质及多糖类组成的复合成分。

脂质能引起单核细胞、上皮样细胞及淋巴细胞浸润而形成结核结节；蛋白质可引起过敏反应，中性粒细胞、单核细胞浸润；多糖类参与某些免疫反应（如凝集反应）。

3. 结核的感染途径有哪些？

（1）结核是具有感染性的呼吸道分泌物通过飞沫在空气中进行人群间的传播。

（2）由于结核杆菌感染所致的皮肤或软组织损伤，在清创时产生可吸入性感染颗粒。

（3）由于污染器械（尸检或清创过程中污染）或外伤骨折所致的直接接种。

（4）由于衣物或其他物品被带有结核菌牛奶或污染物污染，而产生的可吸入性感染颗粒。

4. 结核病的传染源是什么?

结核病的传染源是排菌患者。一个涂片阳性排菌者，每年可传染 5～10 人，因此，治愈排菌患者，有助于控制传染源及改善疫情。

5. 结核杆菌致病过程中据其生长代谢速度不同可分为哪些种群? 对化疗药物的敏感性如何?

（1）A 组：细胞外繁殖菌，致病力强，传染性大。敏感药物为异烟肼（最好）、链霉素和利福平。

（2）B 组：细胞内菌，处于酸性环境，半休眠状态，繁殖较慢。敏感药物为吡嗪酰胺（最好）、利福平、异烟肼。

（3）C 组：偶然繁殖菌，处于半休眠状态，但有突发性或短期内旺盛生长的细菌。敏感药物为利福平。

（4）D 组：完全休眠菌，往往存在于非液化的干酪样坏死物内，如钙化、结节等，无致病力及传染性，对人体无害，很少复发。药物无效。

6. 什么是科赫（Koch）现象?

机体对结核杆菌再感染与初感染所表现出不同反应的现象，称之为科赫现象。继发型肺结核与原发型肺结核在临床上所表现的不同，可认为是人体内的 Koch 现象。

7. 肺结核基本的病理类型包括哪些?

（1）渗出为主的病变；

（2）增殖为主的病变；

（3）变质为主的病变（干酪样坏死）。

8. 中国肺结核病现行分类法（1998 年中华医学会结核病学分会制定）包括哪些?

（1）原发型肺结核（代号：Ⅰ型）（primary pulmonary tuberculosis）：为原发结核感染所致的临床病症，包括原发综合征及胸内淋巴结结核（图 8－1）。

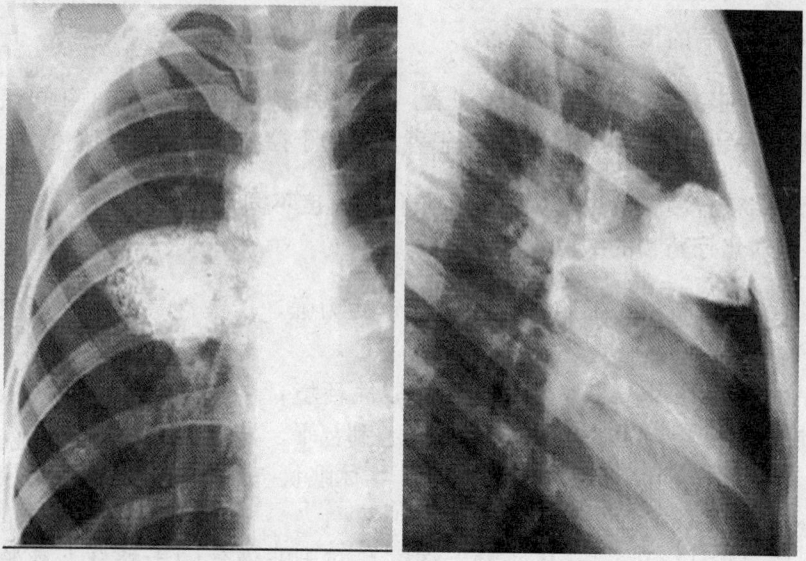

图 8-1 正侧位胸片可见上叶前段近胸膜处和肺门淋巴钙化（该患者为幼儿时患原发型肺结核后）

（2）血行播散型肺结核（代号：Ⅱ型）（hematogenous disseminated tuberculosis）：包括急性血行播散型肺结核（急性粟粒型肺结核 miliary tuberculosis）（图 8-2）及亚急性（图 8-3）、慢性血行播散型肺结核。

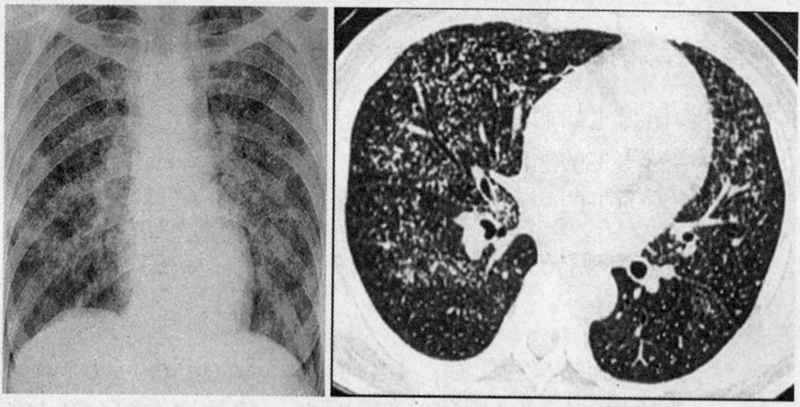

图 8-2 急性血行播散型肺结核正位胸片和肺高分辨 CT

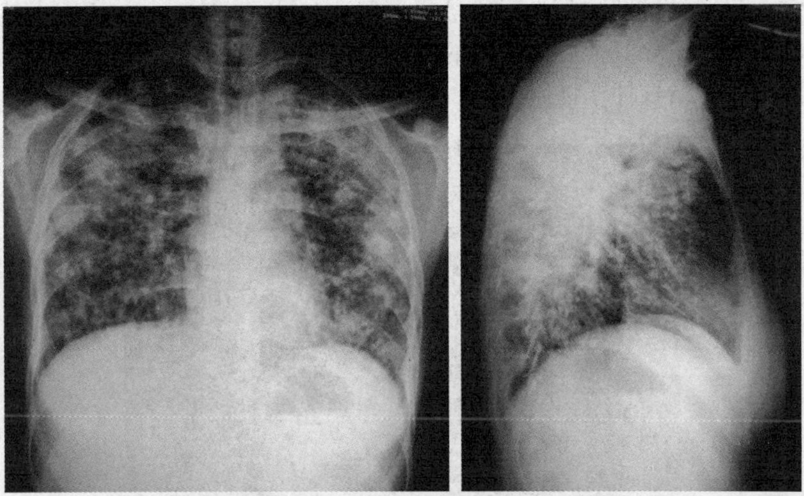

图 8－3　亚急性血行播散型肺结核正侧位胸片

（3）继发型肺结核（代号：Ⅲ型）（postprimary pulmonary tuberculosis）：该型为肺结核中的一个主要类型，占成人肺结核的绝大部分。可出现以增殖病变为主、浸润病变为主、干酪病变为主或以空洞为主等多种病理改变，包括浸润型肺结核（图 8－4）、干酪性肺炎、慢性纤维空洞型肺结核（图 8－5）、结核球等类型。

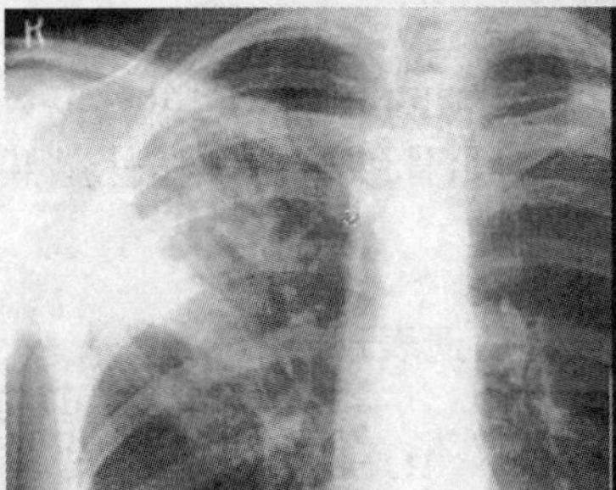

图 8－4　右上肺浸润型肺结核

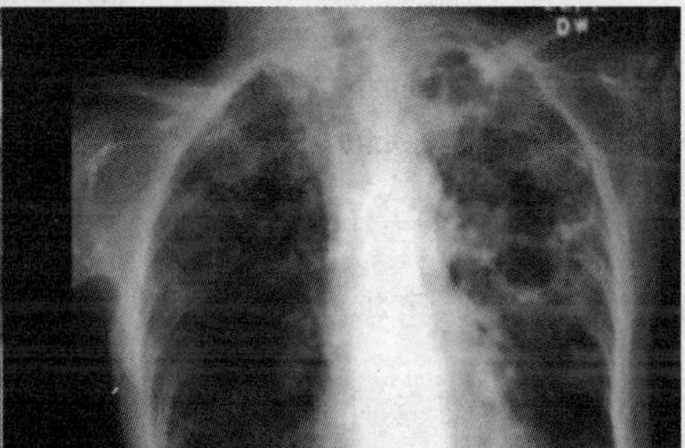

图 8－5　慢性纤维空洞型肺结核

（4）结核性胸膜炎（代号：Ⅳ型）（tuberculous pleurisy）：为临床上已排除其他原因引起的胸膜炎。在结核性胸膜炎发展的不同阶段，有结核性干性胸膜炎、结核性渗出性胸膜炎、结核性脓胸。

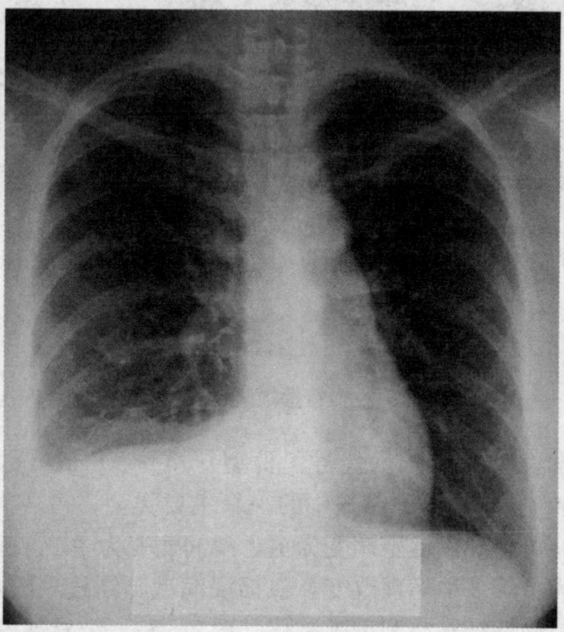

图 8-6　右侧结核性胸膜炎胸片

（5）其他肺外结核（代号：Ⅴ型）（extrapulmonary tuberculosis）：其他肺外结核按部位及脏器命名，如骨结核、结核性脑膜炎、肾结核、肠结核等。

9. "毁损肺"可视为哪种继发型肺结核的后遗表现？

慢性纤维空洞型肺结核的肺组织广泛破坏，纤维组织增生，导致肺叶或全肺收缩，形成"毁损肺"，此类改变均可视为继发型肺结核的后遗表现。

10. 肺结核的症状有哪些？

临床表现依据病变程度的不同，症状和体征的变异很大。

（1）全身中毒症状：午后低热、夜间盗汗、乏力、纳差、消瘦，病变进展时或某些特殊类型的结核病（干酪性、粟粒型、浆膜性、肺外结核等）可有高热；

（2）呼吸系统症状：咳嗽、咳痰、咯血，波及胸膜出现胸痛，合并气胸或胸膜炎时，可出现呼吸困难；合并 ARDS 时，出现呼吸窘迫。

11. 哪些部位为成人肺结核的易感区？

成人肺结核好发于肺上叶尖后段及下叶背段。

12. 结核的变态反应表现有哪些？

结核病的变态反应常发生于原发型肺结核感染患者，包括皮肤结节性红斑、疱疹性结膜炎、多发性关节炎等。其中皮肤结节性红斑主要是由于循环免疫复合物产生局灶性血管损伤，多发生在身体的下垂部位，但如反应较重，皮损范围会更广泛。

13. 结核菌素试验有哪些临床意义？

结核菌素试验对婴儿的意义较成人为大，因为年龄越小，自然感染率越低；＜3 岁以下强阳性者，应视为有新近感染的活动性结核病，有必要进行治疗。如 2 年内结核菌素反应从＜10mm 增加至＞10mm以上，并增加 6mm 以上时，可认为有新结核感染。

结核菌素试验阴性反应除提示体内无结核感染外，还见于：①结核感染后，在出现变态反应之前；②机体抵抗力非特异性降低（青少年、老年、营养不良、胃切除术后、尿毒症、糖尿病）；③由于激素的作用机体抵抗力下降（妊娠、使用肾上腺皮质激素治疗）；④局部抵抗力下降（矽肺）；⑤机体的特异性免疫功能降低（淋巴瘤、免疫抑制治疗、结节病、接种活病毒、HIV 感染）。

14. 肺结核的影像学特征如何？

细菌学检查是肺结核诊断的确切依据，但不是所有的肺结核都可得到细菌学证实。胸部 X 线检查仍尤为重要，同时应注意与其他疾病相鉴别。其特点常见以下表现：

（1）多发生在肺上叶尖后段、下叶背段、后基底段；

（2）病变可局限也可多肺段侵犯；

（3）X线影像可呈多形态表现（即同时呈渗出、增殖、纤维化和干酪病变），也可伴钙化；

（4）易合并空洞；

（5）可伴有支气管播散灶；

（6）可伴胸腔积液、胸膜肥厚与粘连；

（7）呈球形病灶时（结核球）直径多小于3cm，并且周围可有卫星灶，内侧端可有引流支气管征；

（8）病变吸收慢（1个月内变化小）。

15. 胸部CT在何种情况下对肺结核有补充诊断价值？

（1）胸内隐匿部位病变，包括气管、支气管内的病变；

（2）早期发现肺内粟粒阴影；

（3）难以鉴别的肿块、空洞、孤立结节和浸润性阴影等；

（4）了解肺门、纵隔淋巴结肿大情况；

（5）少量胸腔积液、包裹积液、叶间积液；

（6）鉴别囊肿与实体肿块。

16. 按肺结核的活动程度是如何进行分期的？

（1）进展期：应具备下述一项者：新发现活动性病灶；病变较前恶化或增多；新出现空洞或空洞增大；痰菌阳性。

（2）好转期：应具备下述一项者：病变较前吸收；空洞闭合或缩小；痰菌转阴。

（3）稳定期：病变无活动性改变，空洞闭合，痰菌连续阴性（每月至少查1次）达6个月以上。如空洞仍存在，则痰菌需连续阴性1年以上。

17. 什么是开放性肺结核？

指肺结核进展期与部分好转期患者，其痰中经常有结核杆菌排出，具有较强的传染性。故必须隔离治疗。

18. 什么是活动性肺结核？

活动性判断主要依据痰菌和X线。痰菌阳性肯定属活动性肺结核。

X线肺内渗出性病变或变质性病变如干酪样坏死、空洞形成、支气管播散及血行播散型肺结核，都是活动性的征象。进展期与好转期肺结核均属于活动性肺结核。

X线增殖性病灶、纤维包裹紧密的干酪硬结灶、纤维钙化灶属非活动性病变。稳定期患者属非活动性肺结核。

19. 什么是肺结核临床治愈？

稳定期肺结核可列为初步临床治愈；观察2年，病变仍稳定，痰菌持续阴性，可视为临床治愈；如仍有空洞存在，则需观察3年以上，如无变化，也可视为临床治愈。

20. 肺结核的并发症包括哪些？

支气管扩张症、继发肺内各种病原菌（包括霉菌）感染、出血、气胸、脓胸、支气管狭窄、肺心病和低钠血症等。

21. 与肺结核进行鉴别的疾病有哪些？

肺癌、肺炎、肺脓肿、支气管扩张症、慢性支气管炎及某些发热性疾病。

22. 如何确定诊断结核杆菌感染？

从痰或肺组织中找到结核杆菌是诊断结核的金标准。但必须意识到痰涂片发现抗酸杆菌并不一定意味着结核杆菌感染，也存在非结核分枝杆菌感染的可能，因此，结核杆菌培养是确定结核病诊断的唯一手段。

23. 痰菌阴性肺结核的诊断标准是什么？

（1）典型肺结核的临床症状、体征和胸部X线检查（包括一次性/多次动态观察）；

（2）PPD（5IU）强阳性；血清抗结核抗体阳性；
（3）痰结核菌 PCR＋DNA 探针检查阳性；
（4）排除性诊断（气管镜、细胞学检查等），除外其他非结核性疾病；
（5）试验性抗结核治疗有效；
（6）肺外组织病理证实结核病变；
（7）BALF 检出抗酸分枝杆菌；
（8）支气管或肺部组织病理证实结核病变。
具备上述（1）～（6）中 3 项或（7）～（8）中任何 1 项可确诊。

24. 控制结核病的基本原则是什么？

控制传染源、切断传染途径、增强免疫力、降低易感性等。

25. WHO 于 1995 年提出的 DOTS 战略是什么？

监督治疗＋短程化学治疗：directly observed treatment ＋ short course chemotherapy。

26. 什么是卡介苗（BCG）？有何作用？

BCG 为活的无毒力牛型结核杆菌疫苗，接种后不能预防感染，但能减轻感染后的发病与病情，可使人体产生对结核杆菌的获得性免疫力。其接种对象是未受感染的新生儿、儿童及青少年。因为是“活菌免疫”，故隔数年后对结核菌素反应阴性者尚需复种。

27. 联合化疗策略的理论基础是什么？

（1）由于化疗仅对活动增殖的微生物有效，代谢率不同的结核杆菌对抗结核药物的敏感性不同；
（2）其次，细菌对有效化疗存在自然耐药突变，但对单一药物的耐药是独立的，并不对其他种药物产生耐药，因此，联合抗结核治疗可有效预防耐药菌群的出现。

28. 特殊抗结核药物的抗菌作用和其副作用是什么？

表 8 - 1　抗结核的一线药物的抗菌作用和副作用

药　物	抗菌活性	血脑屏障	每日推荐剂量	副作用
INH，H	A、B组	＋	300 mg/d	周围神经炎、肝毒性、过敏
RFP，R	A、B、C组	－（正常）/＋（炎性）	450 mg/d	肝炎、胃肠道反应
PZA，Z	B组	＋	1500 mg/d	高尿酸血症、肝毒性
SM，S	A组	－（正常）/＋（炎性）	750～1000 mg/d	第 8 脑神经、肾毒性
EMB，E	A、B组	－/±	750 mg/d	视神经炎（可逆）

29. 结核病治疗原则及其治疗方案包括哪些？

结核病的治疗原则：早期、规律、全程、适量、联合。

（1）初治：凡属下列情况之一者为初治：①登记时尚未开始抗结核治疗的新发现患者；②正进行标准化疗方案用药而未满疗程的患者；③不规则化疗未满 1 个月的患者。其治疗方案可为：2S（E）HRZ（强化）/4HR（巩固）或 2S（E）HRZ/4H_3R_3。

（2）复治：凡属下列情况之一者为复治：①初治失败的患者；②复发患者；③非连续化疗超过 1 个月的患者；④经过化疗的慢性排菌患者。其治疗方案可为：强化期为 3 个月/巩固期为 5 个月。2SHRZE/1HRZE/5HRE；2SHRZE/1HRZE/5$H_3R_3E_3$；2$S_3H_3R_3Z_3E_3$/5$H_3R_3E_3$。

（3）耐药结核的治疗：①原发性耐药：由耐药菌原发感染；②继发性耐药：在治疗过程中出现耐药微生物；③多种耐药：对至少包括 INH 和 RFP 两种或两种以上药物产生耐药的结核病为耐多药结核（MDR - TB)。治疗上主张至少 3 种敏感药物。总疗程 21 个月以上。

30. 何时应用肾上腺糖皮质激素辅助治疗?

对暴发性粟粒型肺结核、结核性脑膜炎、结核性心包炎患者可考虑给予肾上腺糖皮质激素治疗，用量为0.5～1mg/kg，疗程4～8周。

第九章　弥漫性间质性肺疾病

1. 什么是弥漫性间质性肺疾病（间质性肺病）？

以弥漫性肺实质、肺泡炎和间质纤维化为病理基本改变，以活动性呼吸困难、X线片双肺弥漫阴影、限制性通气功能障碍、弥散功能降低和低氧血症为临床表现的不同类疾病群构成的临床-病理实体的总称。急性期以损伤或炎症病变为主；慢性期以纤维化为主。

2. 临床上能引起间质性肺病的病因包括哪些类型？

表 9-1　临床上能引起间质性肺病的病因种类

种　类	相关疾病
风湿免疫病	系统硬化症、类风湿性关节炎、混合结缔组织病等
治疗或药物相关性疾病	抗心律失常药、抗炎药物（金制剂、青霉胺）、抗惊厥药物、化疗药物（博来霉素、甲氨蝶呤等）、放疗、氧中毒
职业和环境相关性疾病	
吸入无机粉尘	矽肺、石棉肺、重金属肺、煤尘肺、铍尘肺、氧化铝肺、滑石粉肺、铁尘肺、锡尘肺
吸入有机物颗粒（过敏性肺泡炎）	饲鸽者肺、农民肺
原发性（未分类型）疾病	
肿瘤性疾病	肺淋巴管癌病、支气管肺泡癌、肺淋巴瘤、Kaposi 肉瘤、神经纤维瘤病
其他	结节病、嗜酸性粒细胞肉芽肿、淀粉样变、肺血管炎、肺泡蛋白沉积症、弥漫性肺泡出血综合征、肺泡微结石症
特发性间质性肺炎	特发性肺间质纤维化（IPF）、非特异性间质性肺炎（NSIP）、隐源性机化性肺炎（COP）、呼吸性细支气管炎伴间质性肺病（RBILD）、急性间质性肺炎（AIP）、脱屑性间质性肺炎（DIP）、淋巴细胞性间质性肺炎（LIP）

3. 间质性肺病的主要症状有哪些?

（1）进行性呼吸困难通常为最常见的症状，但有时则以咳嗽为主要表现，如特发性间质性肺炎常常表现为干咳和进行性呼吸困难，而肺淋巴管癌病患者因支气管周围淋巴管被癌细胞所浸润，主要表现为咳嗽。结节病患者如肉芽肿病变累及气道，也可有明显咳嗽。同样，对病变累及小气道或以支气管中心分布为主的间质性肺病，咳嗽也十分明显，如呼吸性细支气管炎、闭塞性细支气管炎伴机化性肺炎（BOOP)、嗜酸性粒细胞性肉芽肿和过敏性肺炎等。

（2）胸骨后疼痛对大多数间质性肺病来说并不常见，但可见于结节病患者。结缔组织病和药物相关性间质性肺病可伴有胸膜性胸痛。哮鸣音是间质性肺病的少见症状，但慢性嗜酸性粒细胞性肺炎、呼吸性细支气管炎及鸟源性过敏性肺炎等可出现哮喘。

（3）咯血为弥漫性肺泡出血综合征、淋巴管平滑肌瘤病、肺静脉闭塞性病和长期二尖瓣狭窄的典型表现，但肺泡出血也可能并不表现为咯血。对有间质性肺病表现的患者，如出现咯血，则应高度提示恶性病变。

（4）另外，间质性肺病患者的症状可存在数月至数年，而且病程变化也不一致。有一些间质性肺病的反应呈急性经过（数天或数周)，因伴有发热，易与非典型肺炎相混淆，包括急性间质性肺炎、急性嗜酸性粒细胞性肺炎、BOOP、部分过敏性肺炎、药物相关性间质性肺炎、弥漫性肺泡出血综合征等。

4. 特发性肺间质纤维化可表现哪些体征?

IPF 常于双下肺闻及吸气末细小密集高调的啰音，又称为 Velcro 音，杵状指也是肺间质纤维化患者常见的表现之一。随着纤维化的进展，可出现低氧血症、肺动脉高压和肺心病。

5. 间质性肺病常见的胸部X线表现及其临床意义有哪些?

表9-2 间质性肺病常见的胸部X线表现和相关疾病

特征	疾病
Kerley's B线	淋巴管癌病、淋巴管平滑肌瘤病、左房高压(二尖瓣疾病、心力衰竭)、淋巴瘤、淀粉样变
蜂窝肺	特发性肺间质纤维化、结缔组织病、石棉肺、药物性肺损伤、淋巴细胞性间质性肺炎、慢性吸入性肺炎、含铁血黄素沉着、肺泡蛋白沉积症
上肺区为主的疾病	放射性肺炎、神经纤维瘤病、慢性结节病、嗜酸性肉芽肿、矽肺、慢性过敏性肺泡炎、慢性嗜酸性粒细胞性肺炎、强直性脊柱炎、结节性类风湿性关节炎、铍肺、药物性(胺碘酮、金制剂、BNCU-卡氮芥)、放射性肺炎
淋巴结肿大	结节病、淋巴瘤、淋巴管癌病、淋巴细胞性间质性肺炎、铍肺、淀粉样变性
胸膜疾病	淋巴管癌病、结缔组织病、石棉肺、淋巴管平滑肌瘤病(乳糜胸)、药物性(呋喃妥因)、结节病
淋巴结蛋壳样钙化	矽肺、结节病、放射性损伤
肺容积增加	淋巴管平滑肌瘤病、慢性结节病、慢性嗜酸性粒细胞性肉芽肿、慢性过敏性肺泡炎、结节硬化症、神经纤维瘤病
肺容积减小	IPF、结缔组织病、慢性过敏性肺泡炎、石棉肺
气胸	嗜酸性粒细胞性肉芽肿、淋巴管平滑肌瘤病、结节硬化症、神经纤维瘤病

6. 特发性间质性肺炎的影像学特征有哪些？

表 9-3　特发性间质性肺炎的影像学特征和有关鉴别诊断

临床诊断	组织类型	胸片表现	CT 病灶典型分布	典型 CT 特征
IPF/CFA	UIP	下肺为主的网状结节影，伴肺体积缩小	周边、胸膜下、肺底	网状、蜂窝样变、牵拉性支气管扩张、肺结构异常，局部磨玻璃样改变（图 9-1）
NSIP	NSIP	磨玻璃样改变和网状致密影	周边、胸膜下、肺底、对称	磨玻璃致密影、不规则线样结构、实变
COP	OP	双侧斑片样实变	胸膜下/支气管周围	斑片样实变和/或结节样改变（图 9-2）
AIP	DAD	进行性弥漫性磨玻璃致密影/实变	弥漫性	实变和磨玻璃致密影，后期可见牵拉性支气管扩张
DIP	DIP	磨玻璃致密影	下肺野、周边分布为主	磨玻璃致密影、网状改变
RBILD	RB	支气管壁增厚；磨玻璃致密影	弥漫	支气管壁增厚、小叶中心结节、斑片磨玻璃致密影
LIP	LIP	网状结节状致密影	弥漫	小叶中心结节、磨玻璃致密影、小叶间隔和支气管血管束增粗、薄壁囊肿

IPF：特发性肺间质纤维化，UIP：普通型间质性肺炎，CFA：隐源性纤维素性肺泡炎，COP：隐源性机化性肺炎，AIP：急性间质性肺炎，DIP：脱屑性间质性肺炎，RBILD：呼吸性细支气管炎伴间质性肺病，LIP：淋巴细胞性间质性肺炎，NSIP：非特异性间质性肺炎，RB：呼吸性细支气管炎，DAD：弥漫性肺泡损伤，OP：机化性肺炎

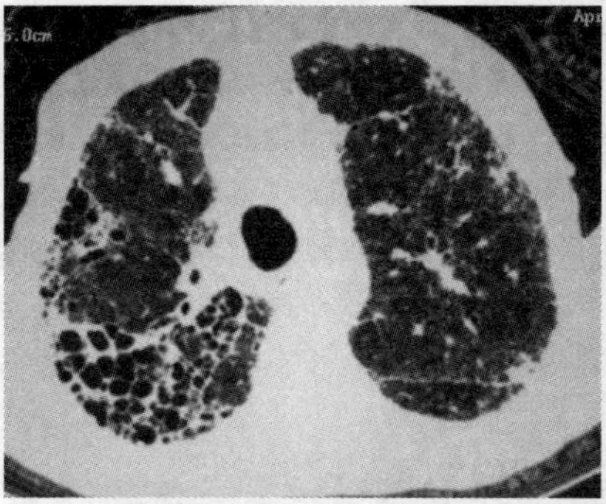

图 9-1　特发性肺间质纤维化(IPF)

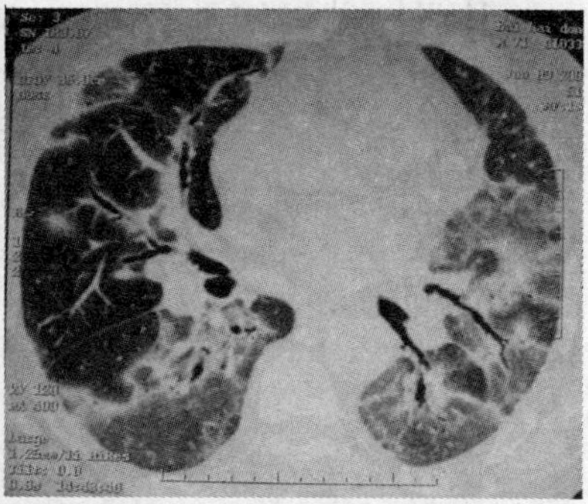

图 9-2　隐源性机化性肺炎(COP)

7. 如何进行间质性肺病的诊断？

间质性肺病的诊断可参照以下流程图进行（图 9-3）。一般来说，首先要根据病史、体征、胸部影像学、肺功能及血气分析确定肺部疾病的类型，即实质性或间质性肺病；其次，通过血清学及肺泡灌洗液检查、经支气管肺活检、胸腔镜肺活检或开胸肺活检等检查，进一步明确间质性肺病的具体种类（职业性、药物性、放射性、肿瘤性或特发性等）和病理类型（如 UIP、NSIP、AIP、DIP/RBILD、COP、LIP 等）。

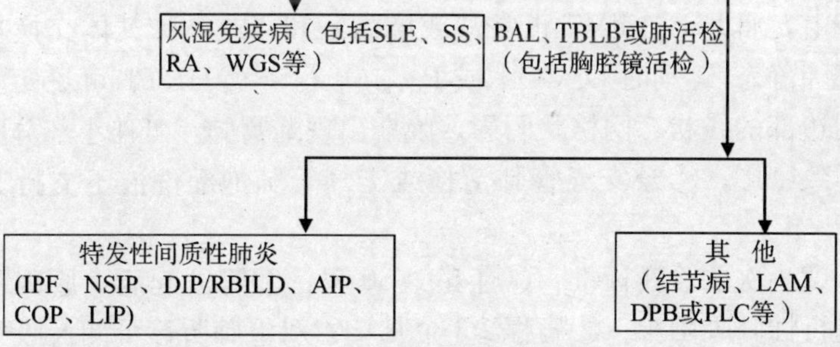

图 9-3　间质性肺病的诊断流程图

SACE：血清血管紧张素转换酶，ANCA：抗中性粒细胞胞浆抗体，dsDNA：双链DNA抗体，SSA：干燥综合征抗体，SLE：系统性红斑狼疮，SS：干燥综合征，RA：类风湿性关节炎，WGS：韦格纳肉芽肿，BAL：支气管肺泡灌洗液，TBLB：经支气管肺活检，LAM：淋巴管平滑肌瘤病，DPB：弥漫性泛细支气管炎，PLC：肺淋巴管癌病，IPF：特发性肺间质纤维化，NSIP：非特异性间质性肺炎，COP：隐源性机化性肺炎，RBILD：呼吸性细支气管炎伴间质性肺病，AIP：急性间质性肺炎，DIP：脱屑性间质性肺炎，LIP：淋巴细胞性间质性肺炎

8. 如何确诊特发性肺间质纤维化（IPF)？

诊断IPF标准可分为有外科（开胸/胸腔镜）肺活检资料和无外科肺活检资料（中华医学会呼吸病学分会2002年诊断指南)。

有外科肺活检资料：

（1）肺组织病理学表现UIP特征；

（2）除外其他已知病因所致的间质性肺疾病，如药物、环境因素和风湿性疾病等；

（3）肺功能异常，表现为限制性通气功能障碍和（或）气体交换障碍；

（4）胸片和HRCT可见典型的异常影像。

无外科肺活检资料（临床诊断)：

尽管缺乏肺组织活检时不能确诊IPF，但如患者免疫功能正常，且符合以下4条主要诊断标准和3条次要诊断标准，可临床诊断IPF。

（1）主要诊断标准：①排除其他原因引起的间质性肺病，如药物毒性、环境因素或风湿免疫病等；②限制性通气功能障碍（VC↓，而FEV_1/FVC正常甚或增高）和（或）肺气体交换功能下降［静态/运动时DLCO↓或$P_{(A-a)}O_2$↑］；③HRCT可见两肺底和周边部的线状、网格状阴影，晚期出现蜂窝肺，可伴小部分磨玻璃样致密影；④经支气管肺活检或支气管肺泡灌洗液不支持其他诊断。

（2）次要诊断标准：①年龄＞50岁；②隐匿起病，原因不明的进行性呼吸困难；③病程≥3个月；④双下肺听诊可闻及吸气相Velcro啰音。

9. 什么是结节病?

结节病是一种原因未明、多系统多器官受累的非干酪性肉芽肿性疾病，肺和淋巴结受累最为常见。胸片双侧肺门淋巴结对称性肿大和纵隔淋巴结肿大为其特异性表现，常见肺浸润和皮肤、眼部病变，此外也可有外周淋巴结肿大，肝、脾肿大，骨关节炎，腮腺肿大，肾、神经系统、心血管系统病变等。

各年龄组均可发病，以 20～40 岁多见。女性略多于男性。多为慢性、亚急性起病，少数病例急性起病。常呈自限性，大多无症状或症状轻微，重者也可致死亡。常见的症状有咳嗽、发热、胸闷气短、疲劳、胸痛、消瘦和关节疼痛等。

10. 结节病分为哪几类?

按病变有无累及胸外器官分为胸内结节病和全身多脏器结节病两类（1993 年全国结节病会议第三次修订草案）。

（1）胸内结节病：按胸部 X 线影像学表现分为以下 4 期：

0 期：属于早期结节样肺泡炎阶段，肺部 X 线检查阴性。

Ⅰ期：两侧肺门和（或）纵隔淋巴结肿大，常伴右支气管旁淋巴结肿大（图 9－4）。

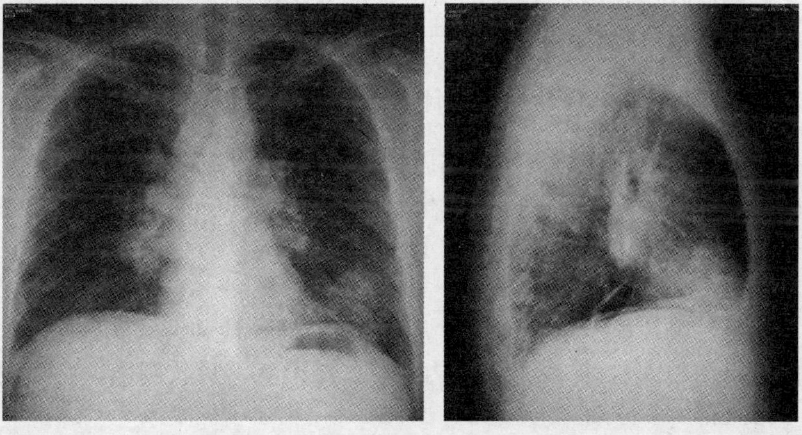

图 9－4　结节病Ⅰ期胸片正侧位可见双侧肺门淋巴结肿大

Ⅱ期：肺门淋巴结肿大，伴肺实质浸润。

Ⅲ期：仅见肺部浸润或纤维化，而无肺门淋巴结肿大。

Ⅳ期：肺纤维化、肺大泡、肺囊肿的改变。

（2）全身多脏器结节病：胸内及胸外均受侵犯，包括皮肤、关节、眼部、神经系统、消化系统和心脏等。

11. 什么是 Kveim 抗原试验？

Kveim 抗原试验是以急性结节病病人的脾或淋巴结的生理盐水混悬液（1∶10）作为抗原皮内注射。6～8 周后局部形成结节，再将结节组织作切片检查，阳性者表现为非干酪样变的上皮细胞肉芽肿，伴双折光结晶包涵体。

12. 支气管肺泡灌洗液（BALF）中的淋巴细胞比例对结节病的诊断有何作用？

BALF 检查结果对结节病的诊断有重要作用。非活动期 BALF 淋巴细胞比例＜20％。活动期 BALF 中细胞总数增加，肺泡巨噬细胞及淋巴细胞增加，淋巴细胞＞20％；活化 T 淋巴细胞高于 28％，称之为高强度性肺泡炎；活化 T 淋巴细胞低于 28％，称之为低强度性肺泡炎；$CD_4^+/CD_8^+>3.0$（正常值为 1.8）提示预后不良。因此，BALF 中 T 淋巴细胞数量不仅可作为判断结节病活动性的一项重要指标，还有助于与其他间质性肺疾病进行鉴别。

13. 结节病的临床诊断标准是什么？

结节病属多脏器疾病，其症状随受累脏器而不同。在我国，从临床角度诊断应注意并除外结核病或合并结核病，也应排除淋巴系统肿瘤或其他肉芽肿性疾病（1993 年全国结节病会议第三次修订草案）：

（1）胸片显示双侧肺门及纵隔淋巴结对称性肿大（偶见单侧肺门淋巴结肿大），伴或不伴肺内网状、结节状、片状阴影。必要时参考胸部 CT 分期。

（2）组织活检证实或符合结节病。

（3）Kveim 抗原试验阳性反应。

（4）结核菌素试验为阴性或弱阳性反应（约 2/3 患者无反应或弱反应，但阳性不能作为排除结节病的指标）。

（5）高血钙、高尿钙、ALP 增高、血浆免疫球蛋白增高、支气管肺泡灌洗液中 T 淋巴细胞及 CD_4^+/CD_8^+ 比值增高。有条件的可作^{67}镓扫描（^{67}镓扫描示“熊猫”面容和肺门呈“V”字影像是结节病的特征表现），以了解病变侵犯的程度和范围。

（6）SACE 活性升高（接受激素治疗或无活动性的结节病患者可在正常范围）。

具有第（1）、（2）或（1）、（3）条者，可诊断为结节病。第（4）、（5）、（6）条为重要的参考指标，需注意综合诊断，动态观察。

如病理所见典型，临床特征也典型，可诊断为结节病；如为肉芽肿性改变，病理特征不典型，临床典型或不典型，不除外结节病；组织学上基本符合结节病，但同时存在其他已确诊的疾病，如恶性肿瘤等，诊断为局部结节病样反应。

14. 如何判定结节病活动性?

（1）有活动：病情进展，SACE 水平增高，免疫球蛋白增高或血沉加快，BALF 中活化 T 淋巴细胞比例＞28%，$CD_4^+/CD_8^+>$ 3.0，或作^{67}镓扫描阳性判定活动性。

（2）无活动：临床稳定或好转，上述客观指标基本正常。如果持续好转，病情稳定状态达 5 年以上者，可称为痊愈。

15. 结节病糖皮质激素治疗的指征有哪些?

多数患者症状轻微，可在 1～2 年内自行消散，无需治疗，但需追踪观察。严重、活动性强的患者才需用药，治疗目的主要是为了控制结节病活动，保护重要脏器的功能。糖皮质激素治疗的指征包括以下几个方面：

（1）活动性眼病；

（2）进行性肺部病变或肺门淋巴结肿大持续 1 年以上；

（3）有神经系统病变；

（4）心肌结节病或心包受累；

（5）皮肤损害，尤以颜面部位为主者；

（6）肾功能损害；

（7）重症肝损害或脾大；

（8）持续性高血钙和高尿钙。

16. 如何正确应用糖皮质激素治疗结节病？

一般推荐口服泼尼松，首次剂量 0.5～1.0mg/（kg·d），病情平稳后或 1～2 个月后可开始减量，每月递减 5mg 左右，减至 15mg/d 时注意病情反跳，以最小有效剂量维持，维持量一般为 5～10mg/d，总疗程为 1～2 年，然后定期复诊，若 SACE 活性增高或其他临床及实验室指标结果显示病变有活动，可再加量治疗。

第十章　胸膜疾病

1. 胸膜的血液供应来源有何特点？

脏层胸膜和壁层胸膜有各自不同的血液供应：壁层胸膜由附近胸壁动脉分支供应，如肋骨和膈肌、纵隔；而脏层胸膜血液供应多为双重来源，即体循环（支气管动脉）和/或肺循环（肺动脉丛）。

2. 胸腔积液的形成机制和常见的病因有哪些？

（1）胸膜毛细血管内静水压升高：常见的疾病有充血性心功能不全、缩窄性心包炎、血容量增加或上腔静脉、奇静脉受阻。

（2）胸膜毛细血管胶体渗透压降低：常见病因有低白蛋白血症、肝硬化、肾病综合征等。

（3）胸膜毛细血管通透性增加，液体和蛋白进入胸腔：在各种病理状态下，壁层胸膜渗出增加而壁层和脏层胸膜回吸收能力下降，胸膜腔内液体循环失衡，遂出现胸腔积液。常见病因有结核性胸腔积液、脓胸、反应性胸膜炎等。

（4）淋巴管结构异常致淋巴引流受损：肺淋巴管癌病、肺淋巴管肌瘤病等由于淋巴引流异常，引起胸膜腔液体不能循环，出现胸腔积液。

（5）异常通路进入：如横膈先天缺陷患者出现腹水征同时伴有胸腔积液。

（6）胸膜腔内负压下降：肺膨胀不全会导致胸膜腔负压下降，出现胸腔积液。

（7）机械损伤：外伤等因素。

3. 胸腔积液的临床表现有哪些？

胸腔积液的临床表现依其病因不同表现各异。结核性胸膜炎多见于年轻人，常伴发热。中年以上应警惕癌症所导致胸膜转移。炎症性积液多合并有吸气时胸痛和发热。胸腔积液增多时脏层和壁层胸膜分离，疼痛减轻。由心力衰竭等所致的胸腔积液常为漏出液，多伴有原发病症状，胸腔积液较多时，出现胸闷及呼吸困难。

胸膜摩擦音在出现胸腔积液之前可闻及。胸膜摩擦音较粗糙，在吸呼双相均可闻及，但以吸气相较明显。

胸腔积液大于 300ml 时，物诊可查出。积液部位叩诊呈浊音或实音，触觉语颤和语音传导消失，呼吸音减低或消失。在积液上方受压缩的肺含气量减少，产生实变，因此出现呼吸音及语音传导增强。随着胸腔积液逐渐增多，患者渐感胸闷、呼吸困难，当纵隔受压，心悸、呼吸困难更明显。

大量积液时需与整叶肺不张进行鉴别，二者物诊均为患侧叩诊浊音，语音传导及耳语音消失，相应部位的呼吸音消失。但胸腔积液患侧胸廓饱满，气管偏向健侧；而肺不张时气管向患侧偏移。

4. 胸腔积液的影像学表现有哪些？

少量的胸腔积液最初多数聚积在胸腔的肋膈角，故站立后前位检查难以发现。

液体量在 300ml 以上时，患侧肋膈角变平、变钝。透视下液体可随呼吸及体位改变而移动（图 10-1）。

中量积液：液体量较多时，由于液体的重力作用而积聚于胸腔下部肺的四周，表现为下肺野的均匀致密的反抛物线阴影，肋膈角完全消失，膈影界限不清。

大量积液：液体上缘可达第 2 肋间，患侧肺野出现均匀致密影，有时仅肺尖部透明。纵隔常向健侧移位，肋间隙增宽，膈下降（图 10-2）。

肺底积液：少见，常是由于胸腔积液聚积在横膈和肺的下部形成，正常后前位胸片显示一侧横膈异常增高，横膈面水平切线位的最高点有向肺野外带偏移的趋势，且深吸气位相的肋膈角变钝，此时若取患侧卧位摄胸片或胸部透视，即可发现有无胸腔积液从肺底流出因重力作用而积存于侧胸壁，故可由此鉴别是肺底积液还是其他疾病导致的横膈异常抬高。

局限包裹性积液可发生于胸腔任何部位，常见有叶间积液，呈梭形，不随体位改变而变动，边缘光滑饱满。

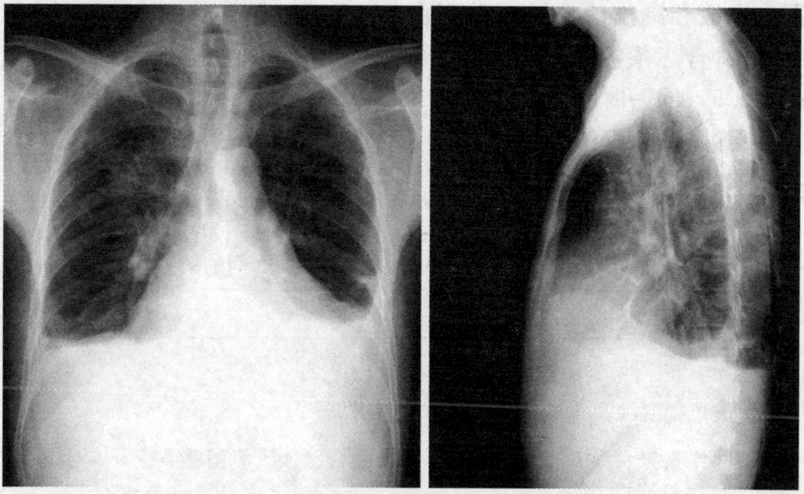

图 10-1　心力衰竭引起双侧胸腔积液正侧位

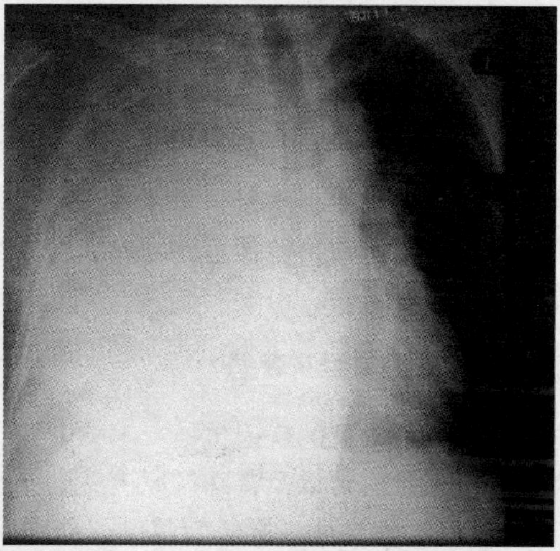

图 10-2　右侧大量胸腔积液（恶性）

5. 如何区别渗出液和漏出液?

胸水中总蛋白的浓度大于 3.0g/dl 是渗出液，小于 3.0g/dl 是漏出液。比重＞1.018 为渗出液，＜1.016 为漏出液。为更好地区别渗出液和漏出液，结合总蛋白和 LDH，有以下指标（Light 标准），符合三条中的任何一条即可诊断渗出液：①胸水蛋白/血浆蛋白>0.5（同一时间）；②胸液 LDH>200 IU/L；③胸液 LDH /血浆 LDH>0.6（同一时间）。

6. 胸腔积液的外观与其性质之间有何关系?

表 10-1　胸腔积液的外观与其性质之间的关系

外　观	性　质
透明清亮	漏出液
草黄色稍混浊	渗出液
脓性伴臭味	大肠杆菌或厌氧菌感染
乳糜样	乳糜胸
巧克力色	溶组织内阿米巴感染
黑色	曲菌感染

7. 胸腔积液中葡萄糖含量的测定有何临床意义?

胸腔积液中的葡萄糖浓度有助于病因学诊断，大多数脓胸、类风湿性胸膜疾病胸腔积液中葡萄糖含量显著降低。恶性、结核性胸腔积液中葡萄糖含量大多正常。

8. 渗出性胸腔积液常见的病因有哪些?

形成渗出性胸腔积液常见的病因包括：①感染性疾病：病毒性胸膜炎、肺炎旁积液和脓胸，以及特殊病原菌感染（如结核性胸膜炎）；②非感染性疾病：肿瘤性（胸膜转移瘤、胸膜间皮瘤和肺淋巴管癌病）、风湿免疫病（系统性红斑狼疮和类风湿性关节炎等）、肺血管性疾病（肺栓塞）；③消化道疾病和腹腔器官疾病：食管穿孔、横膈下脓肿、肝脓肿、胰腺炎和腹部手术等；④其他：药物性、结节病、放射性和石棉性胸腔积液等。

9. 结核性胸腔积液有哪些特点？如何确诊？

结核性胸腔积液常呈浆液性，少数病例也可见血性胸水。胸水常规为渗出性，比重大于 1.018，蛋白大于 30g/L；显微镜下有核细胞数为 1000～10 000/mm^3，其中成熟淋巴细胞超过 50%，但嗜酸性粒细胞很少超过 10%，间皮细胞不超过 5%。胸水生化可见葡萄糖含量大于 60mg/dl，ADA 大于 40IU/L；胸水中干扰素-γ的浓度明显升高。确诊结核性胸腔积液的唯一标准是胸水沉淀培养出结核分枝杆菌或胸膜活检发现胸膜表面干酪性坏死结节中有抗酸杆菌。

10. 脓胸有何特点？如何确诊？

病原菌通过感染肺实质后炎症累及脏层胸膜，或病原菌经血行途径直接进入胸腔感染，形成胸膜腔化脓性炎症，称之为脓胸。部分病人因胸腔穿透性损伤、食管胸膜漏、外科手术或胸腔穿刺可导致胸腔感染，形成脓胸。脓胸液中的中性粒细胞明显升高，往往大于 10 000/ml，显微镜下可见脓细胞。胸水中葡萄糖含量明显减少和 pH 值明显下降（pH＜7.20）。

如在胸腔积液中发现大量脓细胞和/或涂片革兰染色或培养发现细菌，即可诊断脓胸。如包裹积液中 pH＜7.20 和/或葡萄糖明显降低，尽管中性粒细胞数＜10 000/ml 或未发现细菌，也应考虑和提示脓胸之诊断，应积极予以抗生素治疗的同时，进行胸腔闭式引流，包括在包裹积液中给予尿激酶溶解纤维分隔的治疗。

11. 胸腔穿刺有哪些并发症？

胸腔穿刺常见并发症包括气胸、血胸、复张性肺水肿、胸膜反应，引起肺栓塞的发生率低。气胸是最常见的并发症。

12. 如何判断胸腔穿刺过程中发生复张性肺水肿？如何治疗？

因抽胸液时过多、过快，在短期内使胸腔压力骤降，发生肺复张后水肿或循环障碍，表现为剧咳、气短、咳大量泡沫状痰，双肺满布湿啰音，PaO_2 下降，胸部 X 线显示肺水肿征。

治疗：立即取坐位或半卧位，吸氧，酌情应用糖皮质激素及利尿剂，控制入水量，严密监测病情与酸碱平衡。

13. 如何判断胸腔穿刺过程中发生胸膜反应？如何治疗？

在抽液过程中，如发生头晕、面色苍白、出汗、心悸、四肢发凉，即为胸膜反应表现。

治疗：立即停止抽液，使患者平卧，必要时皮下注射 0.1%肾上腺素 0.5ml，同时密切观察病情，注意血压，防止休克。

14. 气胸定义？如何分类？

气体在胸膜腔内积聚造成肺外压性萎陷称为气胸。气胸分为自发性气胸（发生时没有损伤或明显的原因）和外伤性气胸（由直接对胸的损伤引起）。自发性气胸又分为特发性气胸和继发性气胸。特发性气胸指肺部 X 线片无明显病变者所发生的气胸；而继发性气胸指发生于肺部有各种疾病的人。外伤性气胸是由于肺、支气管或食管被刺破而导致的气胸，它还包括一种作为诊断和治疗手段的医源性气胸。

15. 自发性气胸分为哪几种临床类型？

根据脏层胸膜破口的情况及其发生后对胸腔内压力的影响，将自发性气胸分为以下三种类型：

（1）闭合性（单纯性）气胸：胸膜破裂口较小，随着肺萎陷或有浆液渗出物而使脏层破口自行萎陷封闭，不再有空气进入胸膜腔，胸膜腔内压力接近或稍超过大气压，抽气后胸内压下降，不复上升。胸膜腔内残余气体将自行吸收，压力即可维持负压，肺随之复张。

（2）交通性（开放性）气胸：破裂口较大或因两层胸膜间有粘连或牵拉，使破口持续开启，空气自由进入胸膜腔，胸内压为“0”上下，抽气观察数分钟，压力不降。

（3）张力性（高压性）气胸：裂孔呈单向活瓣作用或活塞作用，吸气时开启空气漏入胸膜腔，呼气时关闭，空气滞积于胸膜腔内，其结果是胸内压急剧上升形成高压，使肺受压，纵隔推向健侧，呼吸困难，循环也受到影响，抽气后胸内压下降，过后又迅速上升为正压。此种气胸对机体呼吸循环的影响最大，必须紧急抢救处理。

16. 气胸有哪些临床表现?

气胸的临床症状取决于发病快慢、气体多少和原有肺部情况，最常见的症状为气短、胸痛、干咳，张力性气胸患者症状急剧，呼吸困难明显，甚至出现发绀、烦躁、大汗淋漓，严重者可发生呼吸循环衰竭。体征主要是患侧胸廓饱满，呼吸运动减弱，触觉语颤减弱，叩诊呈过清音或鼓音，气管和纵隔可向健侧移位。

17. 气胸的 X 线表现有哪些?

X 线检查是诊断气胸的最准确可靠的方法，可显示肺压缩的程度，肺内病变情况以及有无胸膜粘连、胸腔积液和纵隔移位等。气胸的典型 X 线表现为肺有一弧形外凸的阴影，阴影以内为压缩的肺组织，而阴影以外为无肺纹理的胸腔气体（图 10－3）。大量气胸时，肺向肺门回缩，呈圆球形阴影，并显示纵隔和心脏向健侧移位。局限性气胸在后前位 X 线检查时易遗漏，需在 X 光透视下移动体位方能见到气胸。存在胸膜粘连时，肺压缩形态不规则。同时合并胸腔积液时可见液平。

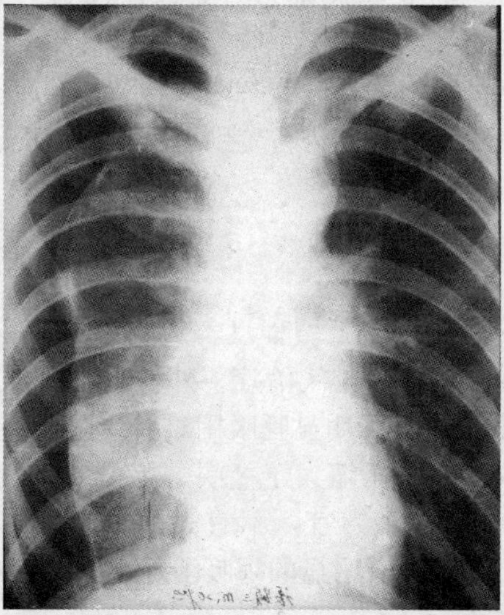

图 10－3　右侧气胸正位胸片

胸部 CT 扫描可以提高气胸诊断的阳性率，对危重不能站立的患者 CT 扫描诊断气胸是必要的。纵隔旁出现透光带提示有纵隔气肿。

18. 气胸应与哪些疾病进行鉴别？

（1）严重肺气肿：如突然呼吸困难加重，应行 X 线检查，以除外并发气胸。肺气肿在透光度较高的区域中仍有肺纹理阴影，而气胸则无肺纹理，并可见压缩的脏层胸膜线。

（2）心肌梗死：突然发生胸痛、气急，甚至休克表现，类似于心肌梗死，但心肌梗死病人常有高血压病和心绞痛等病史，无气胸体征，胸部 X 线检查、心电图和心肌酶谱检查等可明确诊断。

（3）巨型肺大泡：肺大泡有时在症状、体征和 X 线均与气胸相似，但与气胸有所不同：①病史长，症状进展缓慢；②气腔呈圆形或卵圆形，位于肺野内，而气胸为带状气影，位于胸外带胸膜腔内；③气胸病人肋膈角常见液平面，而肺大泡则无；④经较长时间观察，肺大泡的大小本身改变较小，而气胸经过适当治疗后则会逐渐变小直至消失。

（4）膈疝：往往伴有胸痛，有时体征及 X 线检查类似气胸，但钡餐检查可见胃和大肠膨突至胸内，可与气胸鉴别。

（5）其他疾病：自发性气胸有时须与肺栓塞、支气管哮喘、渗出性胸膜炎和溃疡病穿孔等进行鉴别。可根据病史、体检和有关检查等作出诊断。

19. 发生气胸后怎样处理？

根据气胸的类型、肺压缩程度、气胸原因、有无并发症等选择。主要包括保守治疗、排气治疗、外科手术治疗和并发症处理。小于 20％压缩的气胸且无明显呼吸困难者应限制活动，不需排气，气体可自行吸收。如肺压缩大于 20％或症状明显者，可行气胸器抽气，每次抽气 800ml 为宜，不宜过多、过快，以胸内压降至“0”上下为准。如患者有明显的呼吸困难或抽气后改善不明显则以封闭式引流为主。

20. 气胸的并发症怎样处理？

（1）纵隔气肿和皮下气肿：一般无需特殊处理，吸入高浓度氧气可加速皮下气肿、纵隔气肿吸收。如纵隔气肿张力过高，可在胸骨上窝穿刺或切开引流。须预防感染。

（2）血气胸

①保守治疗原则和方法：尽早进行有效引流，可抽气也可胸膜腔插管闭式引流，引流速度不宜过快；吸入氧气；使用止血药物；维持有效血容量。

②胸膜腔内活动性出血的指标：血压持续下降，或反复波动，提示出血不止；抽出胸内血液静置后很快形成血块，提示活动性出血；抽出一定数量积血后，病变处叩诊浊音区无变化；化验血红蛋白、红细胞持续性减少，或抽出胸水颜色鲜红，胸水中血红蛋白与外周血中血红蛋白数量相近。

③手术指征：短期内胸膜腔引流液量＞1L/d，或每小时持续引流液量＞100ml，无出血停止倾向；补足血容量后，休克仍难以纠正；持续胸膜腔引流后仍有胸膜腔积液征象；疑有胸膜腔内血液凝固，胸膜腔内积血难以吸引出来。

（3）脓气胸：治疗上要特别注意应紧急抽脓排气，连续保持引流通畅，同时静脉使用敏感抗生素。

（4）复张后肺水肿：立即半卧位，吸氧，使用利尿剂。

21. 气胸患者行胸膜粘连术的指征有哪些？常用哪些胸膜粘连剂？

对特殊类型的气胸可考虑用化学物品或生物刺激剂注入脏层与壁层胸膜之间，使两层胸膜粘连，从而消灭胸膜腔，使空气无法积存，起到预防气胸复发的可能。

气胸患者行胸膜粘连术的适应证：①年轻人多次复发的自发性气胸；②长期漏气不止的自发性气胸；③有双侧自发性气胸史或有明显肺大泡者；④肺功能低下，不能耐受胸科手术者。

常用多西环素、滑石粉等。

22. 气胸的手术介入治疗的适应证有哪些?

近年由于肺外科手术和胸腔镜微创外科长足发展，开胸或小开胸处理自发性气胸的方法已日臻成熟，安全可靠。外科介入治疗既可消除肺的破口，又可从根本上处理原发病灶（如肺大泡、肺癌或结核穿孔等），或通过手术以确保胸膜粘连。

手术介入治疗的适应证包括：①复发性气胸，特别是合并胸腔感染者；②肺的原发性病灶需手术治疗者，如张力性气胸闭式引流失败者、长期漏气所致肺不张者、大量血气胸、双侧气胸（特别是同时发生者）、胸膜增厚或有纤维膜形成使肺不能膨胀者、自发性气胸伴有巨型肺大泡者、特殊性气胸（如月经伴随气胸等）、青少年特发性气胸（因易复发，且可引起双侧气胸）或胸部 CT 见脏层胸膜下多发性肺小气囊泡。

第十一章　原发性支气管肺癌

1. 肺癌的组织分型有哪些？各有哪些特点？

按解剖学部位分为中央型肺癌和周围型肺癌。①中央型肺癌：发生在段支气管至主支气管的癌肿，约占3/4，以鳞状上皮细胞癌和小细胞未分化癌多见。②周围型肺癌：发生于段以下支气管的肺癌，占1/4，以腺癌多见。

按组织病理学分为：小细胞肺癌和非小细胞肺癌（包括鳞癌、腺癌、大细胞癌及鳞腺癌）两大类。

小细胞肺癌（SCLC）：患者年龄较轻，多有吸烟史。恶性度最高，占肺癌的1/4，多数起源于大气管，向黏膜下层浸润性生长，常引起支气管管腔狭窄，癌细胞生长快，常早期侵犯肺门、纵隔淋巴结及血管，远处转移亦早。按照细胞形态，治疗反应及预后可分为燕麦细胞型、中间细胞型和混合型（燕麦细胞、腺癌和/或鳞癌成分混合存在）。具有内分泌和化学受体功能，能分泌5－HT、儿茶酚胺、组胺、激肽等，可引起类癌综合征。

非小细胞肺癌（NSCLC）：①鳞癌：最常见，多见于老年男性，与吸烟关系密切，生长较慢，转移晚，手术机会较多，但对放化疗不敏感。②腺癌：女性多见，与吸烟无密切关系，主要起源于支气管黏液腺，可在管外生长，也可循肺泡壁蔓延，血运丰富，局部浸润和血行转移较早，易累及胸膜出现胸腔积液。支气管肺泡癌属腺癌的一个亚型。③大细胞肺癌：高度恶性，多发生于周边肺实质，细胞呈双向分化或间变，约80％呈腺样分化，10％呈鳞状分化，故难以与鳞癌和腺癌区分。有两种类型，透明细胞癌和巨细胞癌。④鳞腺癌：鳞癌和腺癌两种组织结构成分混杂在一起，多数鳞癌可能属于鳞腺癌。

2. 什么是Horner综合征？

位于肺尖部的肺癌也称肺上沟癌，肿瘤侵犯或压迫交感神经，引起患侧眼睑下垂、瞳孔缩小、眼球内陷，同侧额部与胸壁无汗或少汗，感觉异常。

3. 肺癌的X线特征有哪些？

中心型肺癌的X线特征：直接征象为一侧肺门类圆形阴影，边缘毛糙，可有分叶或切迹，肿块与肺不张、阻塞性肺炎并存时，可呈反“S”形。间接征象表现为肿物完全或部分阻塞引起肺不张、局限性肺气肿、阻塞性肺炎等（图11－1、图11－2）。

周围型肺癌的X线特征：早期局限性小斑片状阴影，逐渐长大可为结节状、圆形或类圆形阴影，边缘有毛刺、切迹或分叶。还可见引流的肺门淋巴结肿大、胸腔积液、肋骨被侵犯等。如发生癌性空洞，多呈偏心性，内壁不规则，凹凸不平（图11－3、图11－4）。

细支气管-肺泡癌的特征：有结节型与弥漫型两种表现。结节型与周围型肺癌的圆形病灶不易区别。弥漫型为两肺大小不等的结节状播散病灶，易被误诊为浸润型肺结核或血行播散型肺结核（图11－5）。

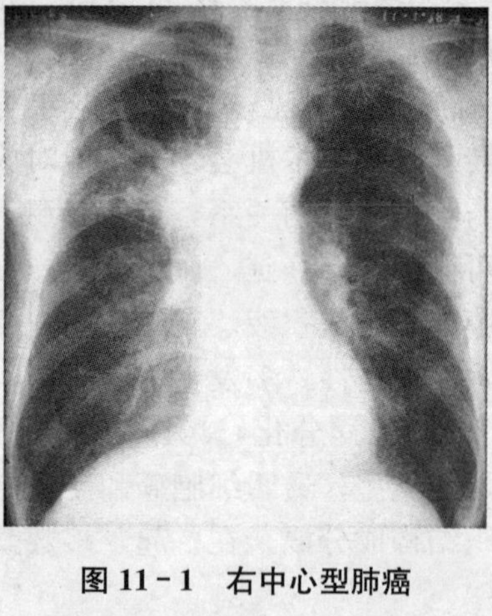

图11－1　右中心型肺癌

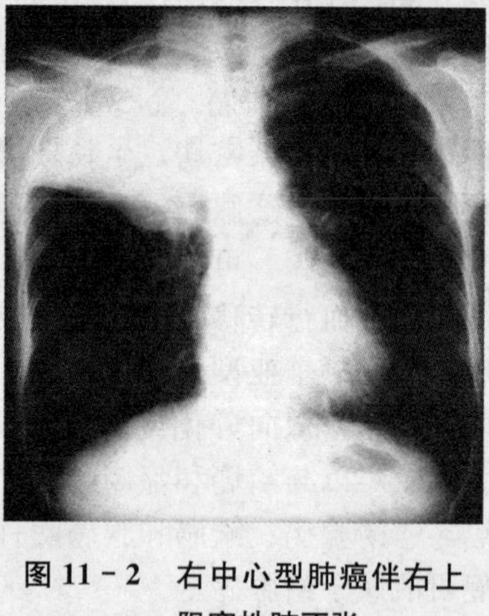

图11－2　右中心型肺癌伴右上阻塞性肺不张

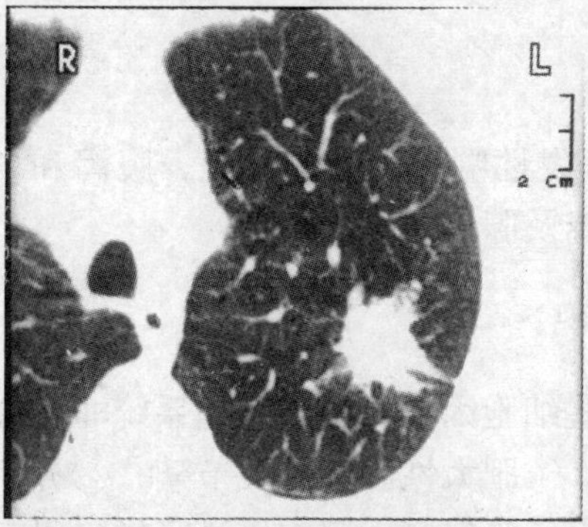

图 11－3　左上周围型肺癌

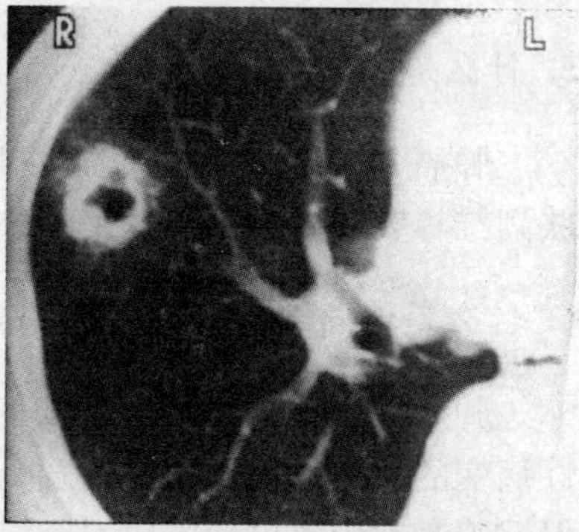

图 11－4　右上癌性空洞

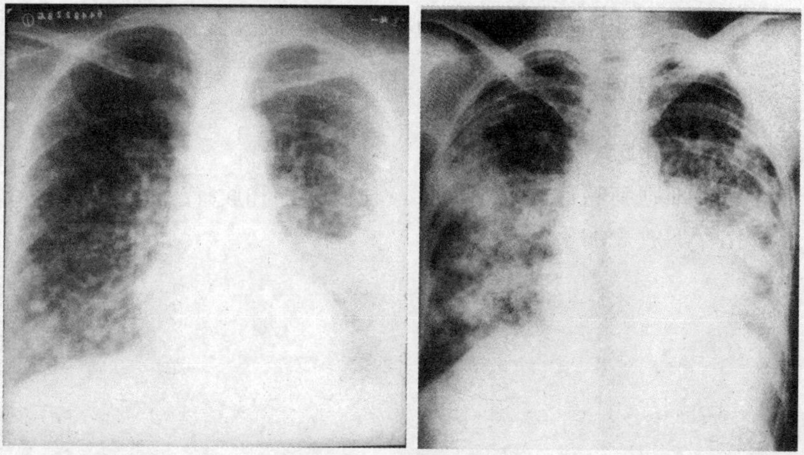

图 11－5　支气管肺泡癌

4. 肺癌的早期表现有哪些？

40 岁以上人群长期大量吸烟者，如果出现以下情况，应进行肺癌的排查：持续 2～3 周的原因不明的刺激性干咳或原有慢性肺病患者的咳嗽性质发生变化；反复在同一部位出现的肺不张或肺炎；原因不明的反复痰中带血；原因不明的四肢关节痛或杵状指（趾）；肺部孤立性圆形病灶和单侧肺门阴影增大者；无中毒症状的、血性、进行性增多的胸腔积液。

5. 什么是类癌综合征?

肿瘤分泌 5－HT 所引起的阵发性喘息、心动过速、腹泻和皮肤潮红等表现。多见于燕麦细胞癌及腺癌。

6. 什么是伴癌综合征? 有哪些表现?

肿瘤通过分泌异位激素或某些细胞因子等引起其他系统非转移性病变的肺外表现。主要表现为：①肥大性肺性骨关节病；②分泌促性腺激素导致男性乳房发育；③分泌促肾上腺皮质激素样物引起 Cushing 综合征；④分泌抗利尿激素出现抗利尿激素异常综合征（SIADH）；⑤神经肌肉综合征包括多发性周围神经炎、重症肌无力、小脑皮质变性等；⑥高钙血症等。

7. 肺癌的治疗方法有哪些?

手术、化疗、放疗。

非小细胞肺癌首选手术治疗，辅以化疗和放疗。小细胞肺癌多采用化疗加放疗加手术。

第十二章　睡眠呼吸暂停综合征

1. 睡眠呼吸暂停和睡眠呼吸暂停综合征的定义是什么？

睡眠呼吸暂停综合征是指各种原因导致睡眠状态下反复出现呼吸暂停和/或低通气，引起低氧血症、高碳酸血症，从而使机体发生一系列病理生理改变的临床综合征。通过多导睡眠图（PSG）监测7小时睡眠中呼吸暂停及低通气反复发作在30次以上，或呼吸紊乱指数即睡眠呼吸暂停＋低通气指数（AHI）大于或等于5次/小时。睡眠呼吸暂停是指睡眠中口、鼻呼吸气流均停止10秒以上。低通气是指睡眠中呼吸气流幅度较基础水平降低50%以上，并伴有4%以上的血氧饱和度下降。

2. 睡眠呼吸暂停综合征有哪些类型？各型特点是什么？

睡眠呼吸暂停综合征分三型：

（1）阻塞型（OSAHS）：呼吸暂停时，胸腹呼吸运动仍存在，此类病人最常见；

（2）中枢型（CSAS）：呼吸暂停时，胸腹呼吸运动同时消失；

（3）混合型：一次呼吸暂停过程中，前半部分具有中枢型特点，后半部分具有阻塞型特点。

3. 睡眠呼吸暂停综合征如何诊断？如何进行病情分度？

根据患者睡眠时打鼾伴呼吸暂停、白天嗜睡、身体肥胖、颈围粗等可作出临床初步诊断，确诊的金标准是多导睡眠图（PSG）监测，可根据PSG结果分为轻、中、重度。

轻度：AHI 5～20次/小时，夜间最低血氧饱和度85%～89%。

中度：AHI 21～40次/小时，夜间最低血氧饱和度80%～84%。

重度：AHI＞40次/小时，夜间最低血氧饱和度＜80%。

4. 睡眠呼吸暂停综合征的并发症主要有哪些?

高血压、冠心病、肺心病、糖尿病、继发性红细胞增多症等。

5. 治疗阻塞型睡眠呼吸暂停低通气综合征(OSAHS)的主要方法是什么?

(1)气道正压通气:是目前最常用的方法,可选择:①经鼻持续气道正压通气(CPAP):中、重度患者首选,可使患者的功能残气量增加,减低上气道阻力,通过刺激气道感受器增加上气道张力,防止睡眠时上气道塌陷。②双向气道正压(BiPAP)通气:此方法更为符合呼吸生理过程,依从性较高,适用于CPAP压力需求较高的患者及患有心肺疾患的老年人。③自动调压智能化(auto-CPAP)呼吸机。

(2)外科手术治疗。

(3)口腔矫治器:应用较多的是下颌前移器,通过前移下颌位置,使舌根部和舌骨前移,达到上气道扩大的目的。

(4)其他:戒烟酒,侧位睡眠,减肥,避免服用镇静药等。

6. OSAHS的手术术式包括哪些?

(1)鼻手术:鼻中隔矫正、鼻息肉摘除、鼻甲切除等;

(2)腭垂软腭咽成形术;

(3)激光辅助咽成形术;

(4)低温射频消融咽成形术;

(5)正颌手术:下颌骨前移、舌骨悬吊术等;

(6)气管切开造口术。

7. 什么是重叠综合征?

重叠综合征是指OSAHS合并COPD。

第十三章　呼吸衰竭

1. 呼吸衰竭的定义是什么？

呼吸衰竭（简称呼衰）是由多种原因引起的肺通气和/或换气功能严重障碍，以致在静息状态下亦不能维持足够的有效气体交换，导致缺氧伴或不伴二氧化碳潴留，而产生的一系列生理功能和代谢紊乱的临床综合征。临床表现为呼吸困难、发绀等。

2. 呼吸衰竭的诊断标准是什么？

通过血气分析检测，以动脉血氧分压（PaO_2）＜60mmHg 伴或不伴动脉血二氧化碳分压（$PaCO_2$）＞50mmHg 作为呼衰的诊断标准。通过血气分析明确诊断，需满足以下条件：①在海平面大气压下；②静息状态；③呼吸室内空气；④无异常的心内或体循环动静脉分流和低心排血量。

3. 呼吸衰竭按动脉血气分哪些类型？

按动脉血气改变，呼吸衰竭分为两型：

Ⅰ型：缺 O_2 而无 CO_2 潴留（PaO_2＜60mmHg，$PaCO_2$ 正常或降低）。见于换气功能障碍（通气/血流比例失调、弥散功能障碍和肺动-静脉样分流），如 ARDS。

Ⅱ型：缺 O_2 伴 CO_2 潴留（PaO_2＜60mmHg，$PaCO_2$＞50mmHg）。系肺泡通气不足所致。单纯通气不足，缺 O_2 和 CO_2 潴留的程度相平行，如伴换气功能障碍，则缺 O_2 更为严重，如 COPD。

吸氧条件下，氧合指数＝PaO_2/FiO_2＜300mmHg，提示存在呼吸衰竭。

4. 能够引起呼吸衰竭的具体病因有哪些？

（1）气道阻塞性疾病：如慢性阻塞性肺疾病（COPD）、支气管哮喘、气道肿瘤或异物等。

（2）肺组织和肺血管疾病：如严重肺炎、肺水肿、肺间质纤维化、肺栓塞、急性呼吸窘迫综合征等。

（3）胸廓及胸腹腔疾病：如多发肋骨骨折、脊柱胸廓畸形、胸部外科手术后、严重气胸、大量胸腔积液、胸膜肥厚及粘连、大量腹水、腹膜炎、腹部外科术后等。

（4）神经中枢及其传导系统和呼吸肌疾病：如脑炎、脑血管意外、脑外伤、多发性神经炎、多发性硬化症、重症肌无力、脊髓灰质炎、破伤风、脊髓损伤等。

（5）睡眠紊乱性疾病：如睡眠呼吸暂停综合征等。

（6）药源性呼吸衰竭。

5. 呼吸衰竭时缺 O_2 和 CO_2 潴留的发生机制有哪些？

（1）通气功能障碍：①阻塞性通气功能障碍：常见于 COPD；②限制性通气功能障碍：见于胸膜疾病及肺切除等。

（2）换气功能障碍：①弥散障碍：常见于肺间质纤维化、肺水肿等；②通气/血流比例（V/Q）失调：如果 $V/Q<0.8$ 提示肺动-静脉样分流，见于部分肺泡不张或实变、ARDS；如果 $V/Q>0.8$ 提示无效通气，见于肺栓塞等；③动-静脉样分流：肺不张、肺水肿和炎性实变等。

（3）氧耗增加，呼吸肌疲劳：发热、呼吸困难、严重哮喘等。

6. 为何通气/血流比例失调通常仅产生缺 O_2，而无 CO_2 潴留？

（1）氧和二氧化碳在血中的溶解度不同：动脉与混合静脉血之间的 O_2 分压之差远大于 CO_2 分压之差，前者是后者的 10 倍（59mmHg/5.99mmHg）。

（2）气体的解离曲线不同：氧的解离曲线呈 S 形，正常肺泡毛细血管已处于曲线的平台，无法携带更多的氧以代偿低 PaO_2 区的血氧含量的下降；而 CO_2 解离曲线在生理范围内呈直线，有利于通气良好区域对通气不足区域的代偿，排出足够 CO_2，不致出现 CO_2 潴留。

注：在严重通气/血流比例失调时亦可导致 CO_2 潴留。

7. 缺 O_2 对中枢神经系统有哪些影响？

缺氧可引起脑细胞功能障碍，脑毛细血管通透性增加，脑水肿，最终导致脑细胞死亡。通常完全停止供氧 4～5 分钟即可引起不可逆脑损害。当 PaO_2 低于 50mmHg 时，可导致烦躁不安、神志恍惚、谵妄；低于 30mmHg 时，神志丧失、昏迷；低于 20mmHg 时，发生不可逆脑细胞损伤。

8. 为何早期 CO_2 潴留可导致高血压？

CO_2 潴留可使心率加快，心排血量增加，尽管可使脑血管、冠状血管、皮下浅表毛细血管和静脉扩张，但由于此时引起的肾、脾和肌肉血管收缩，使心脏后负荷明显增加，故早期 CO_2 潴留可产生高血压。

9. 为何 CO_2 潴留可引起少尿？

CO_2 潴留可导致肾动脉痉挛收缩，使肾血流减少，HCO_3^- 和 Na^+ 重吸收增加，尿量减少。但在 $PaCO_2$ 轻度增加时，这种改变并不明显；当 $PaCO_2$ 超过 65mmHg、血 pH 明显下降时，这些改变显著，临床上常有少尿。

10. 药物中毒所致严重呼吸抑制时的呼吸节律和模式有哪些改变？

主要表现为呼吸匀缓、昏睡，危重者呈潮式、间歇或抽泣样呼吸。

11. 何谓肺性脑病？

肺性脑病（简称肺脑）：系指主要因二氧化碳潴留所致的精神、神经症状，表现为神志淡漠、肌肉震颤或扑翼样震颤、间歇抽搐、昏睡，甚至昏迷等。此时应排除其他原因所引起的类似表现。常需与以下疾病鉴别：①脑血管意外；②代谢性碱中毒；③电解质紊乱：尤其是低钠血症。

12. 慢性呼吸衰竭的临床表现有哪些？

除引起慢性呼吸衰竭的原发疾病症状、体征外，主要是缺 O_2 和 CO_2 潴留所致的呼吸困难和多脏器功能紊乱的表现。包括呼吸困难，发绀，精神、神经症状，血液循环系统、消化系统和泌尿系统等全身多系统症状。

13. 慢性呼吸衰竭的治疗措施包括哪些？

（1）通畅气道、增加通气量：包括支气管舒张剂、呼吸道的湿化和雾化、机械通气等。

（2）抗感染治疗。

（3）氧疗：Ⅰ型呼衰时可给予高浓度吸氧，但长期吸入高浓度氧（>50%）时易出现氧中毒；Ⅱ型呼衰时则应持续低浓度（<35%）给氧，因长期高碳酸血症致呼吸中枢化学感受器对 CO_2 反应性差，呼吸的维持主要靠低氧血症对颈动脉体和主动脉体的化学感受器的兴奋作用，而且长期夜间氧疗（1～2L/min，>10h/d）或长期家庭氧疗（1～2L/min，>15h/d）有利于降低肺动脉压，减轻右心负荷，提高生活质量和 5 年存活率；其氧疗的目标为 $PaO_2>60mmHg$，$SaO_2>90\%$，并无 $PaCO_2$ 明显增高。

（4）纠正酸碱平衡失调和电解质紊乱。

（5）防止并发症。

（6）营养支持。

14. ALI/ARDS 的定义是什么？

急性肺损伤/急性呼吸窘迫综合征（ALI/ARDS）是指由心源性以外的各种肺内、外致病因素导致的急性进行性缺氧性的呼吸衰竭，ALI 和 ARDS 具有性质相同的病理生理改变，严重的 ALI 或 ALI 的最终严重阶段被定义为 ARDS。ALI/ARDS 主要病理特征为弥漫性肺损伤，肺微血管通透性增加而导致的肺泡渗出液中富含蛋白质的肺水肿及透明膜形成，并伴有肺间质纤维化。病理生理改变以肺顺应性降低、肺内分流增加、通气/血流比例失调为主。临床表现为呼吸频数和呼吸窘迫，不易纠正的低氧血症，胸部 X 线显示双肺弥漫性浸润影，后期常并发多器官功能衰竭。

15. ALI/ARDS 的高危因素有哪些？

直接肺损伤因素：严重肺感染、胃内容物吸入、肺挫伤、吸入有毒气体、淹溺、氧中毒等。

间接肺损伤因素：脓毒血症、严重的非胸部创伤、重症胰腺炎、大量输血、体外循环、DIC 等。

16. ARDS 患者肺病理改变有哪些？

典型的 ARDS 的肺病理改变包括：①弥漫性肺泡损伤；②肺间质和实质水肿；③Ⅰ型肺泡上皮破坏，被增生的Ⅱ型肺泡上皮取代；④后期可出现肺纤维化；⑤肺毛细血管阻塞，形成肺动脉高压；⑥肺下垂部位出现肺不张；⑦肺泡中透明膜形成。其病理过程可分为三个阶段：渗出期、增生期和纤维化期。

17. ARDS 患者临床表现有哪些？

ARDS 既往一般无肺部疾患，多在基础疾病发病 24～48 小时后出现突发性进行性呼吸窘迫、气促和发绀等，呼吸次数往往达 30 次/分以上。早期肺部体征不明显，或仅闻双肺少量细湿啰音；后期可闻及水泡音或管状呼吸音。

X 线胸片从无异常、毛玻璃样改变、弥漫性片状小浸润影，发展为双肺弥漫性实变。晚期患者往往以肺纤维化为主，表现为肺体积缩小，甚或呈蜂窝肺改变。

呼吸功能障碍表现为进行性、难以纠正的低氧血症，氧合指数≤200mmHg，肺顺应性下降，弥散功能下降。

18. ARDS 呼吸窘迫有哪些特点？

呼吸深快、用力，伴明显发绀，且不能用通常的吸氧疗法改善，也不能用其他原发心肺疾病（如气胸、肺气肿、心力衰竭等）解释。

19. ALI/ARDS 的诊断标准是什么?

（1）有发病的高危因素；

（2）急性起病，呼吸频数和/或呼吸窘迫；

（3）低氧血症，即不论呼气末正压（PEEP）的高低，氧合指数≤300mmHg 可诊断为急性肺损伤（ALI），≤200mmHg 可诊断 ARDS；

（4）X 线胸片示双肺纹理增多，边缘模糊，斑片状或大片高密度影等间质或实质肺水肿影像；

（5）肺毛细血管楔压（PCWP）≤18mmHg 或临床上能除外心源性肺水肿。

凡符合以上 5 项可诊断为 ALI 或 ARDS。

20. ARDS 需与哪些疾病进行鉴别?

（1）心源性肺水肿；

（2）非心源性肺水肿；

（3）急性肺栓塞。

21. ARDS 的治疗目标有哪些?

改善肺氧合功能，纠正缺氧，生命支持，保护器官功能，防止并发症，治疗基础病。

22. ARDS 的治疗措施有哪些?

（1）氧疗；

（2）机械通气；

（3）维持适当液体平衡；

（4）积极治疗基础疾病。

因此，将 ARDS 作为全身多器官功能障碍综合征的一部分进行肺内外器官综合治疗，是 ARDS 治疗成功的基础。

23. 机械通气的并发症有哪些?

（1）呼吸机所致肺损伤：主要指气压-容积伤；

（2）呼吸机相关性肺炎；

（3）血流动力学影响：胸腔内压增高，心排血量减少，血压下降；

（4）气囊压迫致气管-食管瘘。

24. 什么是系统性炎症反应综合征（SIRS）？

SIRS是指机体对不同原因的严重损伤所产生的系统性炎症反应，并至少具有以下临床表现中的2项：①体温＞38℃或＜36℃；②心率＞90次/分；③呼吸频率＞20次/分或过度通气、$PaCO_2$＜32mmHg；④血白细胞计数＞12×10^9/L或＜4×10^9/L或未成熟中性粒细胞比例＞10％。

第二部分

呼吸病选择题及答案

答题说明

A1 型题

每一道考题下面有 A、B、C、D、E 五个备选答案。请从中选择一个最佳答案。

A2 型题

每一道考题是以一个小案例出现的，其下面都有 A、B、C、D、E 五个备选答案。请从中选择一个最佳答案。

A3/A4 型题

以下提供若干个案例，每个案例下设若干道考题。请根据答案所提供的信息，在每一道考题下面的 A、B、C、D、E 五个备选答案中选择一个最佳答案。

B1 型题

以下提供若干组考题，每组考题共用在考题前列出的 A、B、C、D、E 五个备选答案。请从中选择一个最佳答案。某个备选答案可能被选择一次、多次或不被选择。

第一章　呼吸病总论

［A1 型题］

1. 一般成人双肺组织中的肺泡数量大约为

   A. 1 亿～2.5 亿

   B. 3 亿～7.5 亿

   C. 8 亿～10.5 亿

   D. 11 亿～12.5 亿

   E. 13 亿～14.5 亿

2. 成人双肺肺泡的呼吸面积约为

   A. $25m^2$

   B. $50m^2$

   C. $75m^2$

   D. $100m^2$

   E. $125m^2$

3. 在静息状态下每天出入呼吸道的气体约为

   A. 2500L

   B. 5000L

   C. 7500L

   D. 10 000L

   E. 125 000L

4. 与体循环相比，肺循环的特点为

   A. 高压、高阻和高容

   B. 高压、高阻和低容

   C. 高压、低阻和低容

   D. 低压、低阻和低容

   E. 低压、低阻和高容

5. 确定致病菌引起下呼吸道感染时，痰培养中的细菌定量应至少

   A. $\geqslant 10^3$ cfu/ml

   B. $\geqslant 10^4$ cfu/ml

C. $\geqslant 10^5$ cfu/ml

D. $\geqslant 10^6$ cfu/ml

E. $\geqslant 10^7$ cfu/ml

6. 痰液进行细菌培养时，相对合格的痰标本的特点是

A. 痰涂片在低倍视野里上皮细胞<10 个，白细胞>25 个

B. 痰涂片在高倍视野里上皮细胞<10 个，白细胞>25 个

C. 痰涂片在低倍视野里上皮细胞<25 个，白细胞>10 个

D. 痰涂片在高倍视野里上皮细胞<25 个，白细胞>10 个

E. 痰涂片在低倍视野里上皮细胞>10 个，白细胞<25 个

7. 正常人呼吸道在正常情况下

A. 上呼吸道能始终保持无菌状态

B. 下呼吸道能始终保持无菌状态

C. 上、下呼气道均保持无菌状态

D. 上、下呼吸道均有菌，但不致病

E. 下呼吸道有菌，但不致病

8. 呼吸道的分泌液中主要的抗病毒和抗细菌物质是

A. IgD

B. IgM

C. IgA

D. IgE

E. IgG

9. 分泌肺泡表面活性物质的是

A. 肺泡Ⅰ型细胞

B. 肺泡Ⅱ型细胞

C. 肺泡巨噬细胞

D. 肺泡间的毛细血管

E. 淋巴细胞

10. 咳嗽反射中枢位于

A. 延髓

B. 基底节区

C. 大脑额叶

D. 中脑

E. 小脑

11. 恶臭痰见于

A. 厌氧菌感染

B. 金黄色葡萄球菌感染

C. 肺炎球菌感染

D. 大肠杆菌感染

E. 肺炎克雷白杆菌感染

12. 严重的吸气性呼吸困难的最主要特点是

A. 端坐呼吸

B. 鼻翼扇动

C. 哮鸣音

D. 呼吸加深、加快

E. “三凹征”

13. 中等量咯血指咯血量

A. 50～100ml/d

B. 100～500ml/d

C. 400～1000ml/d

D. 一次咯血 50～100ml

E. 一次咯血 100～400ml

14. 导致肺顺应性降低的疾病有

A. 弥漫性肺纤维化

B. 间质性肺水肿

C. 肺不张

D. 急性呼吸窘迫综合征

E. 以上都是

15. 限制性通气功能障碍的特点是

A. VC 正常或增加

B. TLC 增加

C. 弥散减低

D. FEV_1/FVC 比例正常或增加

E. RV 增加

16. 诊断阻塞性通气功能障碍的主要参数为

A. $FEV_1/FVC<70\%$

B. VC 正常或稍减低

C. RV/TLC%比例减低

D. 弥散减低

E. RV 减低

17. 下列哪些因素能影响气管、支气管黏膜的纤毛活动

A. 吸入有害气体、吸烟

B. 病毒、细菌感染

C. 吸入的空气相对湿度小于 50%（气管切开后）

D. 黏液分泌物干燥、变稠

E. 以上都是

［A2 型题］

18. 女，23 岁，一氧化碳弥散力为预期 45%，该异常符合下列疾病过程，除了

A. 硬皮病

B. 复发性肺栓塞

C. 结节病

D. 系统性红斑狼疮

E. 囊性纤维化

［B1 型题］

A. 肺脓肿或支气管扩张症

B. 肺炎克雷白杆菌肺炎

C. 金黄色葡萄球菌肺炎

D. 吸入性肺炎

E. 肺棘球蚴病

19. 大量黄脓痰

20. 砖红色或红棕色胶冻样痰

21. 水样痰液，内含粉皮样物

A. 脓痰带血丝或呈粉红色乳状

B. 铁锈色痰

C. 白黏稠痰，可牵拉成丝

D. 果酱样痰

E. 咖啡色样痰

22. 金黄色葡萄球菌肺炎
23. 肺炎链球菌感染
24. 肺吸虫病

A. 持续逐渐加重的刺激性咳嗽伴气促和大量浆液泡沫样痰

B. 长期间断慢性咳嗽、咳痰，秋冬季加重

C. 发作性干咳（尤其在夜间规律发作）

D. 金属音调、高亢的干咳伴呼吸困难

E. 持续逐渐加重的刺激性咳嗽伴气促

25. 特发性肺间质纤维化
26. 支气管肺癌或纵隔肿瘤
27. 咳嗽变应性哮喘

A. 功能残气量

B. 肺活量

C. 肺总量

D. 深吸气量

E. 残气量

28. 深吸气量＋补呼气量为
29. 补呼气量＋残气量为
30. 肺活量＋残气量为
31. 补吸气量＋潮气量为
32. 功能残气量－补呼气量为

A. 鼻、咽喉

B. 从鼻开始至环状软骨

C. 气管、支气管

D. 环状软骨以下的气管-支气管

E. 呼吸性细支气管至肺泡

33. 上呼吸道是指
34. 下呼吸道是指

35. 气体交换的场所是在

A. 分 10 个肺段

B. 分 8 个肺段

C. 细支气管远端

D. 终末细支气管远端

E. 呼吸性细支气管远端

36. 右肺

37. 左肺

38. 肺腺泡单位是指

参考答案

[A1 型题]

1. B	2. D	3. D	4. E	5. E	6. A
7. B	8. C	9. B	10. A	11. A	12. E
13. B	14. E	15. D	16. A	17. E	

[A2 型题]

18. B

[B1 型题]

19. A	20. B	21. E	22. A	23. B	24. D
25. E	26. D	27. C	28. B	29. A	30. C
31. D	32. E	33. B	34. D	35. E	36. A
37. B	38. E				

第二章　急性上呼吸道感染及急性气管-支气管炎

[A1 型题]

1. 上呼吸道是指

A. 气管中部以上的呼吸道部分，包括鼻腔、咽部、喉部和中上部支气管

B. 隆凸以上的呼吸道部分，包括鼻腔、咽部、喉部和气管

C. 咽部以上的呼吸道部分，包括鼻腔和咽部
D. 上叶支气管起始部位以上的呼吸道部分，包括鼻腔、咽部、喉部、气管和左、右主支气管
E. 声带以上的呼吸道部分，包括鼻腔、咽部、喉部

2. 急性上呼吸道感染是
A. 鼻腔、咽部或喉部以上气道急性炎症的概称
B. 隆凸以上的呼吸道部分，包括鼻腔、咽部、喉部和气管急性炎症的概称
C. 咽部以上的呼吸道部分，包括鼻腔和咽部急性炎症的概称
D. 上叶支气管起始部位以上的呼吸道部分，包括鼻腔、咽部、喉部、气管和左、右主支气管急性炎症的概称
E. 气管中部以上的呼吸道部分，包括鼻腔、咽部、喉部和中上部支气管急性炎症的概称

3. 急性病毒性咽炎的临床特征为
A. 咽部发痒、咽痛伴声嘶
B. 咽部发痒、灼热感，伴声嘶
C. 咽部发痒、灼热感，咽部剧痛
D. 咽部发痒、灼热感，咽痛不明显
E. 咽部发痒、咽痛、声嘶和咳嗽

4. 急性病毒性咽炎出现明显咽痛时提示合并
A. 副流感嗜血杆菌感染
B. 链球菌感染
C. 流感嗜血杆菌感染
D. 葡萄球菌感染
E. 肺炎球菌

5. 下列哪种疾病是最少见的急性上呼吸道感染后并发症
A. 急性鼻窦炎
B. 急性气管-支气管炎
C. 隐源性机化性肺炎（即闭塞性细支气管炎伴机化性肺炎）
D. 急性肾小球肾炎
E. 心肌炎

6. 引起急性上呼吸道感染常见的病毒有

A. 流感病毒、副流感病毒

B. 呼吸道合胞病毒

C. 腺病毒、鼻病毒

D. 冠状病毒、柯萨奇病毒

E. 以上都是

7. 引起急性上呼吸道感染常见的细菌有

A. 溶血性链球菌

B. 流感嗜血杆菌

C. 肺炎球菌

D. 葡萄球菌

E. 以上都是

8. 引起细菌性咽-扁桃体炎的病原有

A. 溶血性链球菌

B. 流感嗜血杆菌

C. 肺炎球菌

D. 葡萄球菌

E. 以上都是

［A2 型题］

9. 男性，23 岁，受凉后咽干痒，头痛，伴鼻塞流涕、流泪。查体：体温 37.8℃，鼻黏膜轻度充血、水肿，咽部轻度充血，双肺呼吸音清。该患最可能的诊断是

A. 病毒性咽炎

B. 普通感冒

C. 疱疹性咽峡炎

D. 急性支气管炎

E. 鼻窦炎

10. 女性，40 岁，5 天前突发高热，39～40℃，伴全身酸痛、头痛、乏力，轻咳、无痰，无鼻塞、流涕。近日患者居住的社区类似患者群增多，且家族成员中也有类似患者，无旅游和特殊接触史。查体和胸部影像学均未见肺部异常活动性病变。外周血白细胞 3.6×10^9/L，其中中性粒细胞 70％、淋巴细胞 20％、

单核细胞 10%。该患者最可能的诊断是

A. 急性气管-支气管炎

B. 严重急性呼吸窘迫综合征

C. 普通感冒

D. 流行性感冒

E. 传染性单核细胞增多症

参考答案

［A1 型题］

1. E　2. A　3. D　4. B　5. C　6. E

7. E　8. E

［A2 型题］

9. B　10. D

第三章　慢性阻塞性肺疾病和慢性肺源性心脏病

［A1 型题］

1. 反映肺顺应性的参数是

A. 每分钟静息通气量

B. 肺血流量

C. 呼吸功

D. 气道阻力

E. 肺扩张性或弹性

2. 正常状态下支气管壁腺体深度与支气管管壁厚度之比为

A. <0.4

B. <0.5

C. <0.6

D. <0.7

E. <0.8

3. 诊断慢性支气管炎的最基本依据是

A. 病史和临床症状

B. 体征

C. 痰培养

D. 肺功能指标

E. 胸部X线

4. 慢性支气管炎最重要的临床诊断依据是

A. 长期反复发作呼吸困难，双肺满布哮鸣音

B. 反复呼吸道感染，进行性呼吸困难

C. 长期咳嗽，咯血，伴低热、乏力、食欲差和体重下降

D. 咳嗽，咳痰，伴喘息反复发作，每年至少3个月，连续两年以上

E. 咳嗽，咳脓痰，咯血，反复呼吸道感染，连续两年以上

5. 在慢性支气管炎急性发作期最重要的治疗是

A. 扩张支气管

B. 化痰

C. 镇咳

D. 抗生素

E. 免疫增强剂

6. 最易并发阻塞性肺气肿的疾病是

A. 慢性支气管炎

B. 支气管哮喘

C. 广泛性支气管扩张

D. 慢性肺脓肿

E. 肺结核

7. 关于慢性阻塞性肺病的主要发病因素，下列哪一项是**错误**的

A. 呼吸道局部防御功能和免疫功能低下

B. 自主神经功能失调

C. 吸入有害颗粒物质

D. 胃食管反流

E. 遗传因素

8. 与慢性阻塞性肺气肿遗传因素关系最密切的是

A. 弹性蛋白酶分泌增加

B. 前列腺素 E 增加（PGE 增加）

C. 丙种球蛋白缺乏

D. α-抗胰蛋白酶减少

E. cAMP/cGMP 降低

9. 慢性阻塞性肺气肿发生缺氧的主要机理是

A. 肺泡通气减少

B. 通气/血流比例失调

C. 肺动-静脉样分流异常

D. 弥散功能障碍

E. 肺组织弹性减退

10. 慢性支气管炎所致阻塞性肺气肿的病理类型多为

A. 小叶中央型

B. 全小叶型

C. 混合型

D. 旁间隔型

E. 以上均不是

11. 诊断慢性阻塞性肺病时，确定不完全可逆的气流受限的条件是

A. 吸入支气管舒张剂后 $FEV_1/FVC \leqslant 0.7$

B. 吸入组胺激发后 $FEV_1/FVC \leqslant 0.7$

C. 无需气道内给药在静息状态下测得的 $FEV_1/FVC \leqslant 0.7$

D. 残气量/肺总量＞40％

E. $PaCO_2$ 正常

12. 慢性阻塞性支气管炎进展为慢性阻塞性肺气肿的最早期症状是

A. 咯血

B. 心悸

C. 心前区疼痛

D. 咳嗽、咳痰加重

E. 活动后气短

13. 慢性阻塞性肺气肿患者就诊时最常见的主诉是

A. 胸痛

B. 发热、咳痰

C. 干咳

D. 活动后气短

E. 体重减轻

14. 目前确诊 COPD 最可靠的检查手段是

A. 血气分析

B. 肺功能

C. 胸片

D. 肺通气-灌注扫描

E. 胸部高分辨 CT

15. 肺功能检查第一秒时间肺活量（FEV_1）降低提示

A. 阻塞性通气功能障碍

B. 限制性通气功能障碍

C. 小气道功能障碍

D. 肺气肿

E. 肺水肿

16. 诊断阻塞性肺气肿最有价值的肺功能检查参数是

A. 潮气量

B. 肺活量

C. 动脉血氧分压

D. FEV_1/FVC

E. 每分钟静息通气量

17. 最先提示慢性阻塞性肺病进展的实验室检查为

A. 肺泡-动脉氧分压差

B. 胸片

C. 最大呼气流速（FEFR）

D. 第一秒用力呼气容积（FEV_1）

E. 用力肺活量时的最大呼气中期流量（FEF 25%～75%）

18. 最有助于慢性阻塞性肺病诊断的肺功能测定结果是指吸入支气管舒张剂之后

A. $FEV_1/FVC\% < 75\%$，$FEV_1/preFEV_1 > 85\%$

B. $FEV_1/FVC\% < 80\%$，$FEV_1/preFEV_1 > 85\%$

C. $FEV_1/FVC\% < 80\%$，$FEV_1/preFEV_1 > 80\%$

D. $FEV_1/FVC\% < 75\%$，$FEV_1/preFEV_1 > 60\%$

E. $FEV_1/FVC\% < 70\%$，$FEV_1/preFEV_1 > 80\%$

19. COPD 危险期肺部 X 线表现是

A. 两肺纹理增粗、紊乱

B. 肺野透亮度增加

C. 膈肌下降

D. 胸廓扩张、肋间增宽

E. 无特殊征象

20. 最有助于鉴别支气管哮喘和 COPD 呼气气流受限的检查是

A. 末梢血嗜酸性粒细胞计数

B. 血 IgE 水平

C. 痰病原学检查

D. 支气管舒张试验

E. 胸部 X 线

21. 下列哪项最符合慢性阻塞性肺病的诊断

A. 胸片 X 线示双肺野的透亮度增加

B. 心电图示肢导低电压

C. 肺功能示 $FEV_1/FVC=65\%$

D. 胸部 CT 示双肺多部位小叶中央型肺气肿

E. 动脉血气发现 $PaCO_2=65mmHg$

22. 可改善 COPD 患者长期预后的治疗措施是

A. 长期吸入抗胆碱能药

B. 长期吸入糖皮质激素

C. 长期小剂量口服氨茶碱

D. 戒烟和长期氧疗

E. 肺减容手术

23. 预防慢性阻塞性肺病最重要的措施是

A. 避免受凉

B. 增加室内通风

C. 加强锻炼

D. 戒烟或不吸烟

E. 注射流感疫苗

24. COPD 的患者发生肺动脉高压最重要的机制是

A. 肺阻力血管内膜增厚，管腔狭窄
B. 血容量扩张
C. 红细胞增加致血液黏滞度增加
D. 肺小动脉内广泛血栓形成
E. 缺 O_2、CO_2潴留所致肺小动脉收缩

25. 肺心病呼吸衰竭急性加重期治疗的关键是
A. 增加饮食中碳水化合物含量
B. 及时使用强心剂
C. 适量利尿剂
D. 呼吸兴奋剂
E. 控制呼吸道感染，改善呼吸功能

26. 慢性肺源性心脏病出现右心衰竭时应
A. 镇咳化痰
B. 控制感染，改善呼吸功能
C. 负荷剂量强心剂
D. 强化利尿及补钾
E. 静脉血管扩张剂

27. 治疗肺心病心律失常最重要的措施是
A. 纠正低氧血症和电解质紊乱
B. 使用洋地黄
C. 使用广谱抗心律失常药物
D. 使用利尿剂降低心脏前负荷
E. 使用血管扩张剂降低心脏前负荷

28. 目前认为，可以肯定改善 COPD、慢性肺心病患者长期预后的治疗措施是
A. 长期吸入抗胆碱能药
B. 长期吸入糖皮质激素
C. 长期小剂量口服氨茶碱
D. 戒烟和长期氧疗
E. 肺减容手术

[A2 型题]

29. 女性，54 岁，肺功能示 $FEV_1/FVC=50\%$，$FEV_1/preFEV_1=35\%$，支气管舒张试验 FEV_1 改善率 $=10\%$。患者最可能的临床症状是

A. 反复发作性吸气性呼吸困难

B. 反复发作性呼气性呼吸困难

C. 夜间阵发性呼吸困难

D. 进行性呼吸困难，活动后加重

E. 呼吸困难伴腹胀

30. 女性，50 岁，间断冬春季咳嗽、咳痰 5 年，活动后气促 2 年。吸烟 10 余年。为明确患者是否患有慢性阻塞性肺病，下列哪种检查最有意义

A. 心电图

B. 血气分析

C. 胸部 X 线片

D. 胸部高分辨 CT（HRCT）

E. 肺功能

31. 男性，48 岁，吸烟 20 余年，每天约 17 支，间断咳嗽、咳痰 10 年，加重伴喘息 2 年，喘息每年冬春季加重。吸入过敏原血清抗体过筛试验阴性，为明确诊断宜行

A. 肺顺应性测定

B. 吸入支气管舒张剂后 FEV_1/FVC

C. 肺残气量

D. 吸入支气管激发试验或舒张试验

E. 胸部 X 光片

32. 女性，68 岁，吸烟指数 $=500$，X 线胸片显示肺透过度增加，肺纹理增粗，横膈降低，肋间隙增宽，肺功能检查 $FEV_1/FVC=52\%$，$FEV_1/preFEV_1=60\%$，该患者最可能的诊断是

A. 慢性阻塞性肺疾病

B. 支气管哮喘缓解期

C. 支气管扩张症

D. 双侧自发性气胸

E. 肺间质纤维化

33. 男性，68 岁，COPD 病史 20 年，今晨突感左上胸疼痛，伴呼吸困难，不能平卧。心率 115 次/分，律不齐，左肺呼吸音明显减弱，该患者最可能的诊断是

A. 心绞痛

B. 急性左心衰竭

C. 胸膜炎

D. 自发性气胸

E. 肺不张

34. 男性，65 岁，反复咳嗽、咳痰伴气短 10 年，肺功能检查提示：残气量增加，残气量/肺总量＞40％，该患者最可能的诊断是

A. 支气管哮喘

B. 自发性气胸

C. 肺部感染

D. 肺心病

E. 阻塞性肺气肿

35. 男性，75 岁，COPD 患者，病情急剧恶化，呼吸困难加重，给予高浓度（65％）氧吸入治疗后，$PaCO_2$ 由 55mmHg 升至 85mmHg，该患者 $PaCO_2$ 增高的原因是

A. 血中 2,3－DPG 水平降低

B. 痰液过多，气道阻力增高

C. 支气管痉挛未缓解

D. 呼吸中枢兴奋性降低

E. 心功能不全，心排出量降低

36. 男性，69 岁，慢性肺心病患者，意识模糊、谵语和双手不自主颤动 1 天，经抗感染、人工辅助呼吸给氧、利尿等治疗一度好转。2 天后再次出现烦躁不安，神志不清。血气分析 pH7.60，PaO_2 60mmHg，$PaCO_2$ 12mmHg，HCO_3^- 44mmol/L，K^+ 3.0mmol/L，Na^+ 130mmol/L，Cl^- 70mmol/L。该患者出现了

A. 代谢性碱中毒

B. 呼吸性碱中毒

C. 呼吸性碱中毒合并代谢性碱中毒

D. 呼吸性酸中毒合并代谢性碱中毒

E. 代谢性碱中毒，代偿期

37. 男性，63 岁，肺心病急性加重期患者，嗜睡，血气分析 PaO_2 55mmHg、$PaCO_2$ 93mmHg、pH 7.17，WBC 9.8×10^9/L、中性粒细胞 90%，引起该患者神志异常的最可能原因是

A. 感染性脑病

B. 低钠血症

C. 低氧血症

D. 呼吸性酸中毒

E. 肺性脑病

38. 男性，65 岁，间断咳嗽、咳痰 20 年，近年来出现咳嗽后喘息。因症状加重伴下肢水肿 1 周入院。心电图检查示胸前导联呈顺钟向转位。该患者胸片心脏形态最可能出现的是

A. 靴形心

B. 梨形心

C. 心尖上翘

D. 全心扩大

E. 烧瓶形

39. 男性，55 岁，间断咳嗽、憋气 10 年，间断下肢水肿 1 年。胸片示肺纹理增重，心脏扩大。下列哪项病史对诊断肺心病意义**不大**

A. 长期大量吸烟史

B. 肺结核病史

C. 支气管扩张症病史

D. 长期粉尘接触史

E. 动脉导管未闭病史

40. 男性，50 岁，近 2 周出现尿少，腹胀，肝肋下 4.0cm，压痛(+)，双下肢轻度浮肿。下列检查中对确定右心衰竭最有意义的是

A. 颈静脉怒张

B. 肝颈静脉回流征（+）

C. UCG 检查示肺动脉压升高

D. 经漂浮导管测定肺动脉压高

E. 下肢水肿呈可凹性

41. 女性，66 岁，反复咳嗽、咳痰伴喘息 30 年。2 周前因下肢水肿、尿少和呼吸困难加重给予抗生素和利尿剂治疗，症状有明显减轻。2 天前突然出现意识障碍。血气分析示 pH 7.55、PaO_2 65mmHg、$PaCO_2$ 60mmHg、HCO_3^- 45mmol/L、血 K^+ 3.0mmol/L、Na^+ 128mmol/L、Cl^- 76mmol/L，WBC 12.6×10^9/L，中性粒细胞 85%。患者出现意识障碍可能的原因是

A. 肺性脑病

B. 低钠血症

C. 感染中毒性脑病

D. 代谢性碱中毒

E. 抗生素的副作用

42. 女性，35 岁，进行性呼吸困难 3 个月，双下肢水肿 1 周。否认慢性病史。胸片示右下肺动脉直径 2.0cm，肺纹理纤细，肺动脉圆锥膨隆，心尖部上翘。核素检查：肺通气灌注扫描及双下肢深静脉显影可见部分充盈缺损。该患者肺血管的病理改变最可能出现的情况是

A. 肺小动脉内膜增厚呈丛状病变

B. 肺小动脉内多发血栓栓塞

C. 肺小动脉、毛细血管壁广泛慢性炎症细胞浸润

D. 肺小动脉广泛玻璃样变

E. 肺小动脉扭曲变形，管壁不规则增厚，呈串珠样改变

［A3/A4 型题］

患者呼吸困难，血气分析结果：pH 7.12，$PaCO_2$ 65.9mmHg，PaO_2 33.0mmHg，HCO_3^- 21mmol/L。

43. 血气分析的判断结果是

A. 呼吸性酸中毒

B. 代谢性酸中毒

C. 呼吸性酸中毒合并代谢性酸中毒
D. 呼吸性酸中毒合并代谢性碱中毒
E. 代谢性酸中毒合并呼吸性碱中毒

44. 此病人最可能的诊断是
A. 大叶肺炎
B. COPD 急性加重
C. 肺间质纤维化
D. 急性左心衰竭
E. 急性呼吸窘迫综合征

45. 目前最需要的治疗是
A. 静点碳酸氢钠
B. 静点 THAM
C. 高浓度吸氧
D. 机械通气
E. 静点硝酸甘油

［B1 型题］

A. 支气管哮喘
B. 肺炎球菌肺炎
C. 克雷白杆菌肺炎
D. 阻塞性肺气肿
E. 慢性肺源性心脏病

46. 终末细支气管远端气道弹性减退、过度膨胀和肺容积增大，伴气道壁破坏
47. 支气管肺组织或肺动脉及其分支的原发病变引起肺动脉高压

A. 支气管扩张症
B. 肺脓肿
C. 支气管哮喘
D. 慢性阻塞性肺病
E. 肺癌

48. 反复咳嗽、咳痰、气短 10 年余，并进行性加重
49. 发作性咳嗽、呼气性呼吸困难，伴有哮鸣音

A. 支气管炎症
B. 小叶中央型肺气肿
C. 肺动脉高压
D. 右心室肥厚
E. 右心衰竭
50. 肺心病发生的先决条件是
51. 肺心病的最关键诊断依据是

A. 呼吸性酸中毒
B. 呼吸性碱中毒
C. 代谢性碱中毒
D. 呼吸性酸中毒合并代谢性酸中毒
E. 呼吸性酸中毒合并代谢性碱中毒
52. 肺心病患者机械通气后可出现
53. 肺心病患者严重感染合并休克常出现

A. 慢性支气管炎
B. 阻塞性肺气肿
C. 急性呼吸窘迫综合征
D. 支气管哮喘
E. 重症肺结核
下述病例应诊断为：
54. 咳嗽、咳痰、喘息或气短，需控制感染、祛痰、镇咳者
55. 逐渐加重的呼吸困难，采用长期家庭氧疗者
56. 进行性呼吸急促、发绀，不能用通常的氧疗使之改善者

参考答案

[A1 型题]

1. E	2. A	3. A	4. D	5. D	6. A
7. D	8. D	9. B	10. A	11. A	12. E
13. D	14. B	15. A	16. D	17. E	18. E
19. E	20. D	21. C	22. D	23. D	24. E

25. E　26. B　27. A　28. D

[A2 型题]

29. D　30. E　31. B　32. A　33. D　34. E

35. D　36. C　37. E　38. C　39. E　40. B

41. D　42. B

[A3/A4 型题]

43. C　44. B　45. D

[B1 型题]

46. D　47. E　48. D　49. C　50. C　51. D

52. B　53. D　54. A　55. B　56. C

第四章　支气管哮喘

[A1 型题]

1. 茶碱的平喘作用原理是
   A. 激活腺苷环化酶，使 cAMP 形成增加
   B. 抑制鸟苷环化酶，使 cGMP 形成减少
   C. 抑制磷酸二酯酶，阻止 cAMP 衍变成 5′- AMP
   D. 抑制 β 肾上腺素能受体，防止 ATP 分解为 ADP
   E. 抑制免疫过程中多个阶段，减少抗体生成
2. 关于沙丁胺醇的平喘作用原理，下列哪项是错误的
   A. 主要刺激 β_2 肾上腺素能受体
   B. 激活腺苷环化酶
   C. 阻止 cAMP 衍变成 5′- AMP
   D. 与氨茶碱合用有协同作用
   E. 提高肥大细胞内的 cAMP 浓度
3. 支气管哮喘与心源性哮喘难以鉴别时，应选用
   A. 异丙肾上腺素
   B. 吗啡或哌替啶
   C. 氨茶碱
   D. 毛花苷 C

E. 肾上腺素

4. 支气管哮喘患者突然出现胸痛、呼吸困难、大汗，应考虑

A. 自发性气胸

B. 支气管哮喘急性发作

C. 肺炎

D. 胸膜炎

E. 左心衰竭

5. 重症哮喘病人痰液黏稠时，最有效的化痰方法是

A. 碘化钾

B. 静脉输液

C. 氯化铵

D. 鲜竹沥

E. 溴已新

6. 用于预防过敏性支气管哮喘发作的药物是

A. 特布他林

B. 氨茶碱

C. 色甘酸钠

D. 异丙肾上腺素

E. 麻黄碱

7. 对反复发作迁延不能控制的支气管哮喘的处理，下列哪项是错误的

A. 去除诱因

B. 长期吸入 β_2 受体兴奋剂

C. 长期口服较大剂量肾上腺皮质激素

D. 色甘酸钠

E. 菌苗疗法

8. 支气管哮喘患者伴阵发性室上性心动过速时，可用下列哪种药物治疗

A. 普萘洛尔（心得安）

B. 阿替洛尔（氨酰心安）

C. 新斯的明

D. 去氧肾上腺素（新福林）

E. 洋地黄

9. 单侧局限性哮鸣音提示

A. 支气管哮喘

B. 慢性阻塞性肺气肿

C. 肺炎

D. 液气胸

E. 支气管肿瘤或异物

10. 支气管哮喘发作引起双肺弥漫性呼气相哮鸣音的最主要原因是

A. 支气管内黏稠分泌物增多

B. 支气管黏膜肿胀致支气管狭窄

C. 阻塞性肺气肿

D. 支气管平滑肌痉挛

E. 肺泡间质水肿

11. 典型支气管哮喘的临床表现是

A. 夜间阵发性呼吸困难伴哮鸣音

B. 发作性吸气性呼吸困难伴哮鸣音

C. 发作性呼气性呼吸困难伴哮鸣音

D. 混合性呼吸困难伴哮鸣音

E. 混合性呼吸困难伴咳粉红色泡沫痰

12. 对重症哮喘伴窦性心动过速的患者，下列哪项治疗措施错误

A. 吸氧

B. 静脉给予氨茶碱

C. 静脉给予甲泼尼龙

D. 静脉给予普萘洛尔

E. 适当给予静脉补液治疗

13. 鉴别支气管哮喘与慢性阻塞性肺病最有价值的肺功能指标是

A. 支气管激发试验阳性

B. $FEV_1/FVC=50\%$

C. FEV_1/预计值＝60％

D. FVC/预计值＝60％

E. 支气管舒张试验阳性

14. 下列所有试验均可证实对特殊抗原的速发型超敏感性，除了

A. 皮肤划痕试验

B. 血沉

C. 鼻激发试验

D. 吸入激发试验

E. 放射性变应原吸附试验（RAST）

15. 以下哪方面的情况无助于鉴别心源性哮喘与支气管哮喘

A. 双肺可闻呼气相哮鸣音

B. 吸气相可闻双肺底密集细小水泡音

C. 咳粉红色泡沫痰

D. 胸片可见 Kerley's B 线

E. 自幼出现反复阵发性呼气性呼吸困难

16. 抗原脱敏疗法治疗支气管哮喘的机理是

A. 舒张支气管（缓解支气管平滑肌痉挛）

B. 抑制迷走神经

C. 抑制 M 胆碱能受体

D. 抑制肥大细胞脱颗粒，释放生物活性物质

E. 产生封闭抗体 IgG，阻止 IgE 与抗原结合

17. 稳定支气管平滑肌膜电位和抑制炎性细胞释放生物活性物质的是

A. 环磷酸腺苷

B. 腺苷环化酶

C. 三磷酸腺苷

D. 三磷酸鸟苷

E. 环磷酸鸟苷

18. 在以下临床表现中，除哪一项外均为重症支气管哮喘的危险表现

A. 呼吸困难加重，双肺很少听到哮鸣音

B. 意识模糊或昏迷

C. 心率 139 次/分，血压 80/60mmHg，有奇脉

D. ECG 左前半分支阻滞

E. 动脉血气示呼吸性酸中毒合并代谢性酸中毒

19. 支气管哮喘发作时，血气分析显示 PaO_2 降低，$PaCO_2$ 升高，最

可能提示
A. 病情好转
B. 有心血管并发症
C. 病情严重
D. 需要给呼吸兴奋剂
E. 呼吸肌疲劳

20. 下列哪种生物活性介质不能引起支气管平滑肌痉挛
A. 组胺
B. 前列腺素 F
C. 前列腺素 E
D. 神经肽
E. P 物质

21. 慢性哮喘患者如每周哮喘发作 2～5 次，每月夜间哮喘发作＞2 次，病情应评价为
A. 间歇发作
B. 轻度持续
C. 中度持续
D. 重度持续
E. 哮喘急性发作

22. 支气管舒张试验阳性患者其吸入支气管舒张剂后 FEV_1 改善率增加
A. 5％
B. 10％
C. 15％
D. 20％
E. 25％

23. 支气管哮喘患者平喘药物使用途径尽量为
A. 吸入
B. 口服
C. 静脉
D. 口服为主，急性发作时静脉用药
E. 多种途径联合使用

24. 氨茶碱治疗哮喘的有效血药浓度是

A. ＜5μg/ml

B. 6～15μg/ml

C. 16～25μg/ml

D. 26～30μg/ml

E. ＞31μg/ml

25. 下列哪项因素可诱发支气管哮喘发作

A. 过敏原、感染

B. 理化刺激、精神紧张

C. 阿司匹林、普萘洛尔

D. 吲哚美辛、新斯的明

E. 以上全是

26. 支气管哮喘发作，呼吸困难加重时，肺内哮鸣音反而减轻或消失。其原因可能是

A. 黏液栓阻塞细支气管

B. 并发自发性气胸

C. 并发纵隔气肿

D. 过度疲劳，呼气无力

E. 以上全是

27. 支气管哮喘发作的临床特点是

A. 反复发作

B. 呼气性呼吸困难

C. 两肺满布哮鸣音

D. 支气管解痉剂可以缓解

E. 以上全是

28. 引起重症支气管哮喘的原因是

A. 感染未控制，过敏原未消失

B. 并发自发性气胸、电解质紊乱

C. 酸中毒，黏液栓阻塞小支气管

D. 精神紧张，心、肺功能不全

E. 以上全是

[A2 型题]

29. 患者，43 岁，1 年前迁入新居后出现夜间干咳，上班后症状较轻，近 1 个月干咳伴喘憋。心、肺查体无异常。胸片示心、肺未见活动性病变。为明确诊断宜先行

A. 外周血嗜酸性粒细胞计数

B. 心脏负荷试验

C. 支气管激发试验

D. 纤维支气管镜检查

E. 胸部 CT 检查

30. 女性，27 岁，支气管哮喘发作 2 小时，明显呼吸困难。查体：神志清，双肺满布哮鸣音，血白细胞 $8.0\times10^9/L$，中性 82%。动脉血气最常见的改变是

A. 代谢性酸中毒

B. 呼吸性酸中毒

C. 代谢性碱中毒

D. PaO_2降低，$PaCO_2$正常或降低

E. PaO_2明显降低，$PaCO_2$明显升高

31. 女性，32 岁，20 多年来发作性气喘，春季发作较重，持续喘憋 4 小时，查体：双肺叩诊清音，满布哮鸣音，心率 103 次/分，律齐，血 WBC $10\times10^9/L$、中性 70%、嗜酸 8%，胸片：双肺透亮度增加，最可能的诊断为

A. 慢性喘息性支气管炎

B. 支气管哮喘

C. 变态反应性肺曲菌病

D. 弥漫性肺间质纤维化

E. 心源性哮喘

32. 男性，20 岁，支气管哮喘患者，近两日受凉后发热、咳嗽、咳泡沫样痰，伴气急。查体：两肺满布哮鸣音，双肺底可闻及细湿啰音，胸片示双肺纹理增多，最可能的诊断为

A. 喘息型慢性支气管炎

B. 支气管哮喘合并感染

C. 过敏性支气管哮喘
D. 哮喘持续状态
E. 支气管扩张症

33. 男性，60 岁，2 年来劳累后心悸、气短，夜间阵发性呼吸困难 4 天，发作时咳较多白色泡沫样痰。查体：心率 120 次/分，律齐，双肺满布哮鸣音，肺底可闻及湿性啰音。最可能的诊断是
A. 支气管哮喘
B. 类癌综合征
C. 自发性气胸
D. COPD 晚期
E. 心源性哮喘

34. 女性，65 岁，支气管哮喘 20 年。6 天前再次发作，经治疗后症状完全消失。2 小时前突感左胸剧痛，继之呼吸困难、发绀、大汗、烦躁。查体：血压 90/60mmHg，气管右移，左肺呼吸音减低。最可能的诊断是
A. 急性肺炎并发胸膜炎
B. 急性肺梗死
C. 自发性气胸
D. 急性肺不张
E. 肺癌

35. 男性，30 岁，发作性呼吸困难 23 年，喘息发作不止 4 天，伴咳嗽、咳少量黏液痰。查体：端坐呼吸，口唇发绀，两肺可闻及广泛呼气相哮鸣音。最可能的诊断是
A. 慢性阻塞性肺气肿
B. 喘息型支气管炎
C. 重症哮喘
D. 慢性支气管炎合并肺内感染
E. 自发性气胸

36. 男，16 岁，反复出现发作性呼吸困难 8 年，发作前常有喷嚏、流涕，每次持续 10 余分钟后可自然缓解，缓解后无不适，最可能的诊断是
A. 心源性哮喘

B. 慢性喘息型支气管炎
C. 支气管哮喘
D. 自发性气胸
E. 外源性过敏性肺泡炎

37. 男性，25 岁，秋季出现发作性咳嗽、气短 3 年。2 天前不明原因干咳、胸闷，继之明显喘憋。抗生素治疗无效。查体：端坐呼吸，呼吸急促，皮肤黏膜轻度发绀，双肺呼吸音减低，散在哮鸣音，心界不大，脉搏 116 次/分，心脏未闻及杂音，有奇脉。最可能的诊断是
A. 慢性支气管炎
B. 肺源性心脏病
C. 支气管哮喘
D. 心源性哮喘
E. 急性心包炎

38. 男性，50 岁，支气管哮喘 7 年。持续发作 2 天，痰黏稠，尿少。查体：烦躁不安，端坐呼吸，发绀，心率 128 次/分，双肺呼吸音低，可闻及少许哮鸣音。不宜采取的治疗是
A. 静脉滴注 5%葡萄糖盐水
B. 静脉滴注氨茶碱
C. 静脉给予糖皮质激素
D. 压缩空气泵雾化吸入支气管舒张剂
E. 肌注苯巴比妥

39. 男性，20 岁，反复气喘，咳嗽，咳少量白黏痰 15 年，近 2 天气喘加剧，张口呼吸，大汗淋漓。查体：BP 90/60mmHg，口唇发绀，双肺叩诊过清音，听诊双肺可闻呼气相满布哮鸣音，心率 120 次/分。须立即采取的是哪一项措施
A. 吸入色甘酸钠
B. 吸氧＋静脉滴注抗生素
C. 吸氧＋支气管舒张药
D. 吸氧＋祛痰剂
E. 补液＋纠正酸中毒

[B1 型题]

A. 激活腺苷环化酶使 cAMP 形成增加
B. 抑制鸟苷环化酶使 cGMP 形成减少
C. 抑制磷酸二酯酶，阻止 cAMP 衍变成 5′- AMP
D. 抑制 α 肾上腺素能受体，阻止 ATP 分解为 ADP
E. 稳定肥大细胞膜

下列药物的平喘作用是：

40. 茶碱
41. β_2受体激动剂

A. 肾上腺皮质激素
B. 特布他林
C. 氨茶碱
D. 东莨菪碱
E. 色甘酸钠

42. 主要兴奋 β_2受体的是
43. 增加心肌收缩力，静注过快可引起心律失常甚至死亡的是
44. 抑制 α 受体，稳定细胞溶酶体膜，提高腺苷环化酶和抑制磷酸二酯酶的是

A. 支气管哮喘
B. 喘息型慢性支气管炎
C. 肺癌引起局限性喘鸣
D. 心源性哮喘
E. 过敏性肺炎

45. 好发于中老年，以咳嗽为主，伴喘息的是
46. 自幼发病，有明显家族史或个人过敏史的是

参考答案

[A1 型题]

1. C	2. C	3. C	4. A	5. B	6. C

7. C	8. E	9. E	10. D	11. C	12. D
13. E	14. B	15. A	16. E	17. A	18. D
19. C	20. C	21. B	22. C	23. A	24. B
25. E	26. E	27. E	28. E		

[A2 型题]

29. C	30. D	31. B	32. B	33. E	34. C
35. C	36. C	37. C	38. E	39. C	

[B1 型题]

40. C	41. A	42. B	43. C	44. A	45. B
46. A					

第五章　肺血栓栓塞症

[A1 型题]

1. 肺栓塞最常见的栓子来源是
   A. 上肢静脉
   B. 肾静脉
   C. 下肢静脉
   D. 盆腔静脉
   E. 上腔静脉
2. 肺栓塞最常见的心电图改变是
   A. 肺型 P 波
   B. 顺钟向转位
   C. 右束支阻滞
   D. $S_{I} Q_{III} T_{III}$
   E. ST－T 改变
3. 肺栓塞患者出现何种情况应考虑溶栓治疗
   A. 休克
   B. 剧烈胸痛
   C. 心动过速
   D. 低氧血症

E. 下肢深静脉栓塞

4. 下列不属于肺栓塞高危因素的是
   A. 肾病综合征
   B. 口服避孕药
   C. 肿瘤
   D. SLE
   E. 青年男性
5. 下列关于肺栓塞治疗的论述，正确的是
   A. 发生肺栓塞后由于血栓迅速机化，应在 8 小时内溶栓
   B. 无血流动力学障碍的患者应首选肝素或低分子肝素抗凝
   C. 华法林抗凝效果受多种因素的影响，应根据 APTT 调整
   D. 双下肢深静脉血栓形成伴肺癌形成肺栓塞的患者均应放滤网
   E. 有严重基础病伴高凝状态无法解除的患者，应抗凝 6 个月
6. 下列有关治疗肺栓塞的论述，正确的是
   A. 出现右心衰竭时应首先考虑溶栓治疗
   B. 溶栓治疗后可以不采取抗凝治疗
   C. 抗凝治疗可以首先使用华法林
   D. 阿司匹林可用于预防肺栓塞
   E. 发病超过 12 小时溶栓效果欠佳
7. 急性肺源性心脏病最常见的原因是
   A. 环境中低氧
   B. 急性心肌梗死
   C. 急性肺动脉栓塞
   D. 脂肪栓塞
   E. 肺血管炎
8. 下列有关治疗原发性肺动脉高压的论述，正确的是
   A. 长期氧疗可以显著改善患者的预后
   B. 抗凝治疗可以显著改善患者的预后
   C. 长期使用前列腺素可以显著改善患者的预后
   D. 重度肺动脉高压的患者可以进行内膜剥脱术
   E. 目前尚缺乏可以改善长期预后的有效的治疗措施

[A2 型题]

9. 男性，64 岁，COPD 15 年，因突发右侧胸痛和呼吸困难加重入院，疑诊肺栓塞。下列哪项检查不宜采用

A. 肺动脉造影

B. UCG

C. 肺通气/灌注扫描

D. CTPA（CT 肺动脉造影）

E. 下肢深静脉造影

10. 女性，37 岁，突发右侧胸痛 1 天，深呼吸时加重，伴轻度咳嗽、憋气。既往服用避孕药节育。查体：一般情况好，胸壁无压痛，双肺呼吸音清晰，未闻及胸膜摩擦音。心率 80 次/分，未闻及杂音。双下肢不肿。胸片未见明显异常，该患者最可能的诊断是

A. 急性支气管炎

B. 胸膜炎

C. 心脏神经官能症

D. 肺栓塞

E. 肋间神经痛

11. 女性，54 岁，因持续性上腹部疼痛伴发热入院。入院后诊断为急性坏死性胰腺炎，行胃肠减压及抗感染、抗酸治疗。2 天后体温正常，腹痛略有缓解，但患者突然感觉憋气。查体：呼吸 32 次/分，肥胖，双肺呼吸音清晰，心率 120 次/分，剑突下及左上腹部反跳痛（+），移动性浊音（+）。右小腿肿胀，皮温略高。患者出现呼吸困难最可能的原因是

A. ARDS

B. 腹膜炎限制呼吸运动

C. 肺栓塞

D. 中毒性心肌炎

E. 情绪紧张

参考答案

［A1 型题］

1. C　2. E　3. A　4. E　5. B　6. A

7. C　8. E

［A2 型题］

9. C　10. D　11. C

第六章　支气管扩张症

［A1 型题］

1. 支气管扩张主要累及
   A. 直径＞2mm 中等大小的近端支气管
   B. 直径＜2mm 细小的远端支气管
   C. 直径＞5mm 中等大小的近端支气管
   D. 直径＜5mm 细小的远端支气管
   E. 直径＞10mm 中等大小的近端支气管
2. 用痰液量估计支气管扩张症的病情轻重，下列哪项描述是正确的
   A. 轻度＜10ml/d，中度 10～150ml/d 之间，重度＞150ml/d
   B. 轻度＜50ml/d，中度 50～150ml/d 之间，重度＞150ml/d
   C. 轻度＜100ml/d，中度 100～150ml/d 之间，重度＞150ml/d
   D. 轻度＜50ml/d，中度 50～250ml/d 之间，重度＞250ml/d
   E. 轻度＜100ml/d，中度 100～250ml/d 之间，重度＞250ml/d
3. 关于支气管扩张症，下列哪项是错误的
   A. 好发于段以下的支气管
   B. 下叶多于上叶，左下叶多于右下叶
   C. 在上叶尖后段和下叶背段者多为结核性支气管扩张
   D. 左下叶与舌叶的支气管扩张不常同时存在
   E. 右肺中叶支气管细长，常因周围淋巴结的压迫，引起肺不张，并发支气管扩张

4. 支气管扩张症的主要治疗是
A. 预防麻疹
B. 注射流感疫苗
C. 注射免疫增强剂
D. 控制感染和清除痰液
E. 手术治疗
5. 最有助于确诊支气管扩张症的检查是
A. 临床表现
B. 胸部X线透视
C. 胸部X线片
D. 胸部高分辨CT
E. 纤维支气管镜检查

［A2型题］

6. 男性，46岁，反复咳嗽、咳脓痰，间断咯血20余年，加重3天。吸烟史15年，10支/天，戒烟3年。查体：左下肺可闻及固定性湿啰音。胸片示双下肺纹理紊乱，以左下为著。最可能的诊断为
A. 慢性阻塞性肺病急性加重期
B. 支气管扩张症合并感染
C. 支气管内膜结核
D. 肺癌合并阻塞性肺炎
E. 慢性肺脓肿
7. 男，35岁，反复咳嗽、咳脓痰10年，平素痰量较多，近一周发热，咳嗽、咳脓痰加重（300ml/d）。查体：左肺底可闻固定湿性啰音。最可能的诊断为
A. 肺炎球菌性肺炎
B. 肺脓肿
C. 支气管肺炎
D. 支气管扩张症合并感染
E. 支气管内膜结核

[A3/A4 型题]

女性，38 岁，2 岁时患麻疹肺炎后，间断出现咳嗽、咳大量脓痰 28 年，有时间断咯血。近 5 年来间断出现双下肢水肿伴活动耐力下降。

8. 该患者的原发性疾病最可能是
   A. COPD
   B. 肺脓肿
   C. 支气管扩张症
   D. 肺结核
   E. 肺癌
9. 根据病史，你认为该患者最可能出现的胸部 X 线征象为以下哪项
   A. 心脏向左下扩大，心胸比 >0.5
   B. 肺淤血，双下肺可见 Kerley's B 线，双侧胸腔积液
   C. 心脏向两侧扩大，成烧瓶样
   D. 肺动脉膨隆
   E. 双侧大量胸腔积液
10. 此患者在何种情况下宜给小剂量洋地黄
   A. 大量黄脓痰，对氨茶碱等平喘药物反应欠佳，仍有明显呼吸困难、心悸
   B. 大量黄脓痰，意识模糊，谵语，体温 39℃；动脉血气 pH 7.40，PaO_2 62mmHg，$PaCO_2$ 102mmHg
   C. 血清钠 138mmol/L，钾 2.85mmol/L，氯 98mmol/L
   D. 合并急性心肌梗死，出现频发室性期前收缩
   E. 感染已经控制，肝肋下 7cm，触痛明显，肝颈静脉回流征阳性，下肢水肿明显，对利尿剂反应差。动脉血气 pH 7.40，PaO_2 52mmHg，$PaCO_2$ 58mmHg

参考答案

[A1 型题]

1. A　2. A　3. D　4. D　5. D

［A2 型题］

6. B　　7. D

［A3/A4 型题］

8. C　　9. D　　10. E

第七章　肺部感染性疾病

［A1 型题］

1. 医院内获得性肺炎最常见的致病菌为
   A. 真菌
   B. 厌氧菌
   C. 衣原体
   D. 革兰染色阳性球菌
   E. 革兰染色阴性杆菌
2. 社区获得性肺炎最常见的致病菌为
   A. 肺炎支原体
   B. 嗜肺军团杆菌
   C. 肺炎链球菌
   D. 铜绿假单胞菌
   E. 金黄色葡萄球菌
3. 引起干酪性肺炎的病原是
   A. 结核分枝杆菌
   B. 肺炎球菌
   C. 肺炎克雷白杆菌
   D. 嗜肺军团杆菌
   E. 肺炎支原体
4. 典型肺炎球菌肺炎的临床特征是
   A. 寒战、高热、胸痛、咳嗽、咳铁锈色痰
   B. 寒战、高热、咳嗽、脓痰、呼吸困难
   C. 寒战、高热、咳嗽、脓痰、胸膜摩擦音
   D. 胸痛、咳嗽、脓痰、呼吸困难

E. 发热、咳嗽、咳痰、双肺干湿性啰音

5. 典型肺炎球菌肺炎的病理改变是

A. 肺泡毛细血管扩张、充血，肺泡内水肿和浆液渗出

B. 肺泡内大量中性粒细胞和红细胞渗出

C. 肺泡内充满大量白细胞，并有纤维蛋白

D. 肺泡内纤维蛋白性渗出物溶解、吸收，肺泡重新充气

E. 以上全包括

6. 在整个病理过程中没有肺泡壁和其他结构损伤的肺炎是

A. 金黄色葡萄球菌肺炎

B. 肺炎球菌肺炎

C. 克雷白杆菌肺炎

D. 铜绿假单胞菌肺炎

E. 流感嗜血杆菌肺炎

7. 肺炎球菌肺炎引起缺氧的主要原因是

A. 气道阻力增加

B. $PaCO_2$升高

C. 病变处 V/Q 比例失调

D. 限制性通气功能障碍

E. 弥散性换气功能障碍

8. 关于克雷白杆菌肺炎的临床特点，下列哪项不符合

A. 气病急、胸痛、畏寒

B. 咳嗽，咳棕红色胶冻状痰

C. 白细胞值正常或增加

D. 对庆大霉素及第三代头孢菌素敏感

E. 青壮年多见，预后良好

9. 治疗肺炎球菌肺炎时，首选的抗生素是

A. 卡那霉素

B. 青霉素

C. 庆大霉素

D. 红霉素

E. 四环素

10. 吸入性肺脓肿的病原菌绝大多数是

A. 金黄色葡萄球菌
B. 肺炎球菌
C. 克雷白杆菌
D. 大肠杆菌
E. 厌氧菌

11. 血源性肺脓肿最常见的病原菌是
A. 大肠杆菌
B. 产气杆菌
C. 金黄色葡萄球菌
D. 克雷白杆菌
E. 链球菌

12. 诊断原发性肺脓肿最有价值的临床表现为
A. 畏寒、高热
B. 血白细胞及中性粒细胞升高
C. 痰菌阳性
D. 咯血
E. 咳大量的脓臭痰

13. 关于肺脓肿的主要临床表现，下列哪项是不典型的
A. 发病急、畏寒、高热
B. 咳嗽、大量脓痰、咯血
C. 白细胞增高伴核左移
D. 肺部X线片示大片浓密影
E. 肺部X线片示大片浓密影伴脓腔形成并有液平面

14. 关于肺脓肿的抗菌治疗，下列哪项是正确的
A. 一般不少于8周，以免复发
B. 大剂量的青霉素一般对厌氧菌也敏感
C. 临床症状及X线检查病变完全消失后停药
D. 厌氧菌对青霉素不敏感时可用甲硝唑和/或克林霉素
E. 包括以上各项

15. 容易复发肺脓肿的肺炎为
A. 肺炎球菌肺炎
B. 过敏性肺炎

C. 支原体肺炎
D. 病毒性肺炎
E. 金黄色葡萄球菌肺炎

16. 治疗急性肺脓肿的首选抗菌药物是
A. 青霉素
B. 林可霉素
C. 甲硝唑
D. 链霉素
E. 氯霉素

17. 关于肺脓肿手术治疗指征，下列哪项是错误的
A. 并发严重的纤维化
B. 并发支气管扩张伴大咯血
C. 并发脓腔经抽脓及冲洗治疗不佳
D. 巨大厚壁空洞直径大于 6cm，经 3 个月治疗无缩小，感染症状不缓解
E. 积极治疗两个月无效，脓腔不能闭合，并合并有反复感染

18. 肺炎球菌肺炎的铁锈色痰最主要的原因是
A. 痰内有大量红细胞
B. 痰内混有大量肺泡巨噬细胞
C. 是纤维蛋白和红细胞结合的产物
D. 红细胞破坏后释放含铁血黄素
E. 以上都不是

19. 普通型肺炎球菌肺炎的治疗最主要的是
A. 卧床休息，补液
B. 鼻导管吸氧
C. 退热止痛
D. 祛痰止咳
E. 选用敏感抗生素

20. 诊断肺炎球菌肺炎下列哪一项最有价值
A. 白细胞总数、中性粒细胞均增高
B. 痰培养肺炎球菌阳性
C. 肺实变体征

D. X线大片状阴影，呈肺叶或肺段分布
E. 肺部湿啰音

21. 下述克雷白杆菌肺炎的临床表现中，哪一项诊断价值最大
A. 呼吸困难，发绀
B. 寒战，高热
C. 早期可出现休克
D. 红砖色胶冻样痰
E. 胸痛

22. 引起慢性肺脓肿大咯血的病理基础是
A. 支气管动脉血管瘤
B. 支气管动脉管壁肉芽组织，血管破坏
C. 支气管黏膜溃疡糜烂
D. 支气管黏膜肿胀充血
E. 支气管小静脉破裂

23. 引起肺脓肿常见的厌氧菌都对青霉素敏感，除去下列哪一种
A. 脆弱类杆菌
B. 梭形菌
C. 胨球菌
D. 胨链球菌
E. 微需氧链球菌

24. 下列哪项不是休克型肺炎的治疗原则
A. 补充血容量
B. 应用血管活性物质
C. 控制感染
D. 应用强心剂
E. 应用糖皮质激素

25. 下列哪项最不可能是肺炎球菌肺炎的并发症
A. DIC
B. 肺炎旁积液
C. 感染性休克
D. 脑膜炎
E. 肺脓肿

26. 吸入性金黄色葡萄球菌肺炎的病理特点为

A. 与一般细菌性肺炎病变相似

B. 炎症发展迅速，化脓坏死倾向大，形成单个或多个脓肿

C. 炎症消散较慢，常引起胸膜炎

D. 支气管炎症阻塞可产生张力性肺气囊肿

E. 以上都是

27. 严重肺炎球菌肺炎可表现

A. 神经精神症状

B. 末梢循环衰竭

C. 呕吐、腹泻、黄疸

D. 气急、发绀

E. 以上都是

28. 确诊金黄色葡萄球菌肺炎主要依据

A. 起病急、寒战、高热、病情重

B. 血白细胞增加

C. 咳脓痰，肺部出现脓肿

D. 痰和血培养阳性结果

E. 以上都是

29. 金黄色葡萄球菌肺炎在 X 线上有哪些特征

A. 早期大片絮状、浓密不等阴影

B. 脓肿形成倾向大，常伴有脓肿内液平

C. 病灶可形成肺气囊肿，愈后可自行消失

D. 可合并脓胸或气胸

E. 以上都是

30. 下列哪项**不是**诱发吸入性肺脓肿的因素

A. 熟睡时误吸感染性分泌物

B. 受凉

C. 全身或咽喉麻痹

D. 口腔手术

E. 昏迷状态下呛吸感染物

31. 下列哪项**不是**影响肺脓肿疗效的原因

A. 抗生素选择不当

B. 抗生素剂量不当

C. 抗生素疗程不够

D. 支气管舒张药物剂量不足

E. 肺液引流不畅

32. 对血源性肺脓肿的描述，下列哪项是正确的

A. 双肺多发性肺脓肿气囊改变

B. 早期双肺广泛性湿性啰音

C. 病变呈多发性，多集中在肺门附近

D. 不发生气囊肿

E. 早期呈现严重呼吸困难，咳大量脓臭痰

33. 下列哪项治疗是不正确的

A. 克雷白杆菌肺炎——氨基糖苷类＋第三代头孢菌素

B. 肺炎球菌肺炎——青霉素

C. 肺支原体肺炎——四环素族或大环内酯类

D. 金黄色葡萄球菌肺炎——红霉素

E. 厌氧菌——克林霉素或甲硝唑

［A2 型题］

34. 男性，53 岁，寒战、高热、咳嗽，左侧胸痛两天入院。查体：体温 37.5℃，口唇发绀，咽部充血，左肺呼吸音低，心率 128 次/分，血压 80/50mmHg，白细胞 20.0×10^9/L，中性粒细胞 92%。诊断为

A. 病毒性肺炎

B. 休克型肺炎

C. 支原体肺炎

D. 克雷白杆菌肺炎

E. 结核性胸膜炎

35. 男性，72 岁，1 周前感冒后咳嗽、咳痰，量多，初为黄色脓痰，黏稠，带血，后变为红棕色胶冻状。查体：气急，发绀，心律齐，心率 120 次/分，右肺叩诊浊音，呼吸音低，散在湿性啰音。血白细胞 10×10^9/L。你认为下列哪个诊断正确

A. 金黄色葡萄球菌肺炎

B. 干酪性肺炎
C. 肺炎球菌肺炎
D. 克雷白杆菌肺炎
E. 支气管扩张症

36. 男性，20岁。1天前受凉后突起畏寒，发热39℃，咳白色黏液痰，右侧胸痛，今日就诊时胸片见右心缘旁高密度致密影。可能为以下哪项诊断
A. 干酪性肺炎
B. 肺炎克雷白杆菌肺炎
C. 肺炎支原体肺炎
D. 肺炎球菌肺炎
E. 急性肺脓肿

37. 男性，45岁，今年2月发热，咳嗽，胸透发现右上肺片状阴影，抗感染治疗好转，4月份又类似发作一次，本次自8月中旬后又有发热，咳嗽，胸透又发现右上肺大片致密阴影，给予抗菌治疗未见好转：查体肺部未闻及干湿啰音，白细胞 $11.0\times10^9/L$，中性粒细胞80%，淋巴细胞20%，哪项诊断可能性最大
A. 肺炎球菌肺炎延迟消散
B. 病毒性肺炎
C. 阻塞性肺炎
D. 干酪性肺炎
E. 支原体肺炎

38. 男性青年，受凉后突起畏寒、发热（39℃）伴左侧胸痛、咳嗽，经胸透示左下肺野大片淡薄阴影，给予青霉素治疗1天后体温接近正常，你认为最可能的诊断是
A. 肺炎克雷白杆菌肺炎
B. 金黄色葡萄球菌肺炎
C. 肺炎支原体肺炎
D. 肺炎衣原体肺炎
E. 以上都不是

39. 男性，19岁，受凉后突起畏寒、发热（39.9℃），伴咳嗽，咳

铁锈色痰和胸痛 2 天，2 小时前自服巴米尔后出现全身大汗，热退，但感周身虚弱无力和心悸，并逐渐出现神志模糊，遂收入院进一步诊疗。查体：BP 75/55mmHg，心率 128 次/分，肢体湿凉，肤色苍白，左胸叩诊浊音，左肺呼吸音弱，心音低钝，各瓣膜听诊区未闻病理性杂音。医生对该患者接诊后立即采取的措施应是

A. 胸部摄片明确病因

B. 腰穿，送检脑脊液

C. 补液，增加有效血容量

D. 给予多巴胺静点

E. 静注毛花苷 C

40. 男性，29 岁，醉酒后出现寒战、发热 10 天，咳嗽伴大量脓臭痰 2 天。胸片正侧位显示右肺下叶背段大片状阴影，其内可见空洞及液平，该患者最有效的治疗措施应是

A. 止咳，祛痰，抗感染

B. 改善通气，抗感染

C. 支持治疗，祛痰，抗感染

D. 积极抗感染，辅以体位引流

E. 积极抗感染，待感染控制后手术切除

41. 男性，16 岁，高热、胸痛 2 天，就诊时诉说无力、头昏、口渴，24 小时尿量 350ml。查体：BP 80/60mmHg，神志清晰，右下肺可闻及支气管呼吸音，心率 120 次/分。胸片诊断右下肺实变影，其间可见支气管充气征。该患者治疗措施应首选

A. 静脉应用多巴胺提升血压

B. 静注 5%碳酸氢钠

C. 静滴低分子右旋糖酐

D. 静滴 10%葡萄糖＋地塞米松

E. 静注毛花苷 C

42. 男性，40 岁，发热、咳脓臭痰 2 周，有时痰中带血，既往有多年吸烟史，WBC $23\times10^9/L$，中性粒细胞 90%，X 线胸片可见右上叶后段大片状阴影，其内可见空洞和液平，下列哪项处理最恰当

A. 试验性抗结核治疗
B. 胸部CT+纤维支气管镜检查，根据检查结果再适当选择临床治疗方案
C. 抗感染+手术
D. 抗感染+体位引流
E. 手术+化疗

43. 男性，25岁，寒战、高热、胸痛、咳铁锈色痰4天，伴口唇疱疹。外周血WBC $29\times10^9/L$、中性粒细胞91%，X线胸片示右上肺大片状阴影，密度均匀一致，其间可见支气管充气征。该患者最可能的诊断是
A. 葡萄球菌肺炎
B. 肺炎球菌肺炎
C. 军团菌肺炎
D. 支原体肺炎
E. 克雷白杆菌肺炎

44. 男性，50岁，10天前发冷、发热（体温最高39.5℃）、咳嗽，伴右侧胸痛，2天前开始咳大量脓痰（350ml/d），臭味。既往有肺结核密切接触史。为进一步明确诊断和了解病情，应首先做哪项检查
A. 胸部CT检查
B. 肺放射性核素扫描
C. 胸部X线正侧位片
D. 纤维支气管镜检查
E. 痰细菌学及细胞学检查

45. 男性，30岁，畏寒、高热2周，伴咳嗽，咳大量脓臭痰1周。痰培养出厌氧菌，抗生素治疗停药的指征是哪一项
A. 临床症状完全消失
B. 临床症状完全消失，X线示炎症及脓腔完全消失
C. 临床症状完全消失，X线仍有病变
D. 体温下降至正常2周
E. 体温下降至正常4～6周

46. 患者，18岁，1周前面部疖肿自行挤压排脓，2天前高热、寒

战、头痛，伴咳嗽和少量脓痰。查体：两肺少量散在吸气相啰音。外周血 WBC 25×10^9/L、中性粒细胞 90%，胸片可见两肺有多发类圆形密度增高影，部分病灶内可见透光区。该患者治疗首选的药物是

A. 青霉素

B. 氨基糖苷类抗生素

C. 新青Ⅱ或万古霉素

D. 红霉素

E. 第三代头孢菌素

47. 男性，50 岁，因发热、咳脓痰 3 个月余，一直给予抗生素治疗，但临床缓解不明显。曾做胸片和胸部 CT 发现左下肺非偏心性空洞病变，内有少量液平。6 小时前突然大咯血 1600ml 左右。以下哪项处理最合适

A. 即刻作纤维支气管镜检查，确定出血部位

B. 胸部 CT 扫描

C. 在抢救同时请胸外科急会诊

D. 反复痰培养确定病原，如细菌、真菌等

E. 反复痰找瘤细胞

48. 男性，18 岁，突起畏寒、高热伴咳嗽和胸痛 2 天。查体：血压 75/55mmHg，神清，发绀，四肢冷。胸片示右肺上叶大片实变阴影。对该患者即刻处理过程中，下列哪一项应作为最后才予以考虑的治疗措施

A. 鼻管吸氧

B. 静脉给予 β-内酰胺类抗生素＋大环内酯类抗生素

C. 静脉输入低分子右旋糖酐

D. 输液中加入多巴胺、间羟胺

E. 静脉适量用糖皮质激素

49. 女性，48 岁，15 天前拔牙后，次日突然畏寒、高热（体温最高 39.5℃），伴右侧胸痛、咳嗽，咳少量黏痰，5 天前咳出较多脓性痰（约 200ml/d）。查体：右下肺叩诊浊音，听诊可闻支气管呼吸音及吸气相啰音。诊断最可能是

A. 肺炎球菌肺炎

B. 肺炎支原体肺炎
C. 干酪性肺炎
D. 肺脓肿
E. 肺癌伴感染

［B1 型题］

A. 粉红色泡沫痰
B. 脓臭痰
C. 铁锈色痰
D. 粉红色黏稠乳状痰
E. 棕红色黏稠胶冻状痰

50. 金黄色葡萄球菌肺炎
51. 克雷白杆菌肺炎

A. 肺炎球菌肺炎
B. 金黄色葡萄球菌肺炎
C. 克雷白杆菌肺炎
D. 支原体肺炎
E. 病毒性肺炎

52. 抗生素治疗无效
53. 致病力与细菌产生的凝固酶有关

A. X线胸片表现为大片均匀阴影，呈肺叶或肺段分布
B. X线胸片表现有空洞形成，同侧或对侧有小片状或索条状影
C. X线胸片表现为大片阴影，内有空洞及液平
D. X线胸片表现有空洞形成，洞呈偏心性厚壁，内壁凸凹不平
E. X线胸片表现为左下肺散在小片状阴影及蜂窝状改变

54. 符合肺脓肿的是
55. 符合肺炎球菌肺炎的是

A. 氨基糖苷类抗生素＋第三代头孢菌素类抗生素
B. 青霉素

C. 红霉素

D. 第三代头孢菌素类抗生素

E. 林可霉素

下列情况选用哪种抗生素进行经验治疗最合适：

56. 发热，咳嗽，咳脓痰，胸片示右上肺野实变、空洞伴叶间隙下坠

57. 发热，寒战，咳黄脓痰，胸片示右上肺野大片状实变，可见支气管充气征

58. 发热，干咳，胸片示从左肺向外延伸的淡片状阴影

A. 肺炎球菌肺炎

B. 金黄色葡萄球菌肺炎

C. 肺炎支原体肺炎

D. 肺炎杆菌肺炎

E. 病毒性肺炎

以下 X 线表现符合上述哪种疾病：

59. X 线表现阴影伴空洞和液平

60. X 线表现多发性蜂窝状肺脓肿，叶间隙下坠

61. X 线表现肺段、肺叶实变，在实变阴影中可见支气管充气征

A. 口角出现单纯性疱疹

B. X 线胸片病变好发于左肺上部

C. 痰呈黏稠、脓性或红砖色胶冻状

D. 冷凝集试验阳性

E. 粉红色泡沫样痰

62. 克雷白杆菌肺炎可表现

63. 肺炎球菌肺炎可表现

参考答案

[A1 型题]

1. E	2. C	3. A	4. A	5. E	6. B
7. C	8. E	9. B	10. E	11. C	12. E

13. D	14. E	15. E	16. A	17. A	18. D
19. E	20. B	21. D	22. A	23. A	24. D
25. E	26. E	27. E	28. D	29. E	30. B
31. D	32. A	33. D			

[A2 型题]

34. B	35. D	36. D	37. C	38. E	39. C
40. D	41. C	42. D	43. B	44. C	45. B
46. C	47. C	48. E	49. D		

[B1 型题]

50. D	51. E	52. E	53. B	54. C	55. A
56. A	57. B	58. C	59. B	60. D	61. A
62. C	63. A				

第八章 肺 结 核

[A1 型题]

1. 结核病灶中致病力最强的菌群是
   A. 巨噬细胞内酸性环境中受抑制的菌
   B. 存在于细胞外，生长繁殖旺盛
   C. 天然耐药菌
   D. 休眠菌
   E. 偶然繁殖菌
2. 结核菌侵入人体后发生变态反应的时间是
   A. 1 周
   B. 2 周
   C. 3 周
   D. 4～8 周
   E. 9～12 周
3. 原发型肺结核最常见的自然演变过程是
   A. 自然吸收或钙化
   B. 发展为肺门淋巴结结核

C. 病灶溶解、坏死，形成空洞

D. 血行播散

E. 发展为胸膜炎

4. 确诊肺结核的最主要依据是

A. 结核中毒症状

B. 血沉增快

C. 结核菌素试验阳性

D. 痰找到结核菌

E. X线呈浸润性改变

5. 继发型肺结核最常见的是哪种类型

A. 原发综合征

B. 血行播散型肺结核

C. 浸润型肺结核

D. 纤维空洞型肺结核

E. 结核性胸膜炎

6. 判断结核菌素反应根据

A. 24小时测量皮肤红晕直径

B. 24～48小时测量皮肤红晕直径

C. 24～48小时测量皮肤硬结直径

D. 48～72小时测量皮肤红晕直径

E. 48～72小时测量皮肤硬结直径

7. 判断肺结核具有传染性的最主要依据是

A. 痰中带血

B. 痰结核菌阳性

C. 血沉增快

D. 结核菌素试验阳性

E. 病灶有空洞

8. 结核病联合化疗策略的主要目的是

A. 减少并发症

B. 有效预防耐药菌群出现

C. 减少副作用

D. 可完全杀灭结核菌

E. 避免后遗症

9. 痰结核菌阳性的肺结核病人，考核疗效最主要的指标是

A. 胸片病灶好转

B. 症状减轻或消失

C. 血沉正常

D. 劳动力恢复

E. 痰结核菌转阴

10. 肺结核空洞和肺脓肿空洞最主要的鉴别诊断方法是

A. 病史

B. 体征

C. 胸部 X 线

D. 痰细菌学检查

E. 血白细胞检查

11. 早期发现肺结核病人最有效的途径是

A. 有可疑结核症状者进行胸部 X 线和查痰

B. 胸部 CT 健康者检查

C. 胸部 X 线接触者检查

D. 对成人结核菌素试验阳性者进行胸透和查痰

E. 以上都不是

12. 卡介苗是

A. 有毒力的活的牛型结核菌苗

B. 有毒力的活的人型结核菌苗

C. 无毒力的死的牛型结核菌苗

D. 无毒力的死的人型结核菌苗

E. 无毒力的活的牛型结核菌苗

13. 关于卡介苗接种，下列哪一项是**错误**的

A. 卡介苗接种可对结核菌产生相对免疫力

B. 卡介苗接种可用于新生儿和儿童

C. 对未受结核感染者接种卡介苗

D. 结核性脑膜炎患儿，PPD 试验阴性时需接种卡介苗

E. 卡介苗接种是安全的

14. 在复治肺结核患者中仍可继续使用的是

A. 对氨基水杨酸
B. 链霉素
C. 异烟肼
D. 氨硫脲
E. 乙胺丁醇

15. 结核性胸膜炎，胸腔积液时，每次抽液不宜过多、过快（一般不超过 600～800ml），是为了避免
A. 发生感染
B. 发生胸膜反应
C. 发生胸膜肥厚
D. 发生复张性肺水肿
E. 发生胸痛

16. 肺结核咯血的最危险并发症是
A. 窒息
B. 出血性休克
C. 失血性贫血
D. 继发感染
E. 结核播散

17. 治疗肺结核大咯血首选
A. 云南白药
B. 可卡因
C. 安络血
D. 6-氨基己酸
E. 垂体后叶素

18. 咯血时垂体后叶素的止血机制是
A. 凝血
B. 明显减少肺血管收缩
C. 肺小动脉收缩，减少肺血流量
D. 对血小板的影响
E. 对病人有镇静作用

19. 抢救大咯血时最关键的措施是
A. 立即进行人工呼吸

B. 立即使用中枢呼吸兴奋剂
C. 立即使用鼻导管吸氧
D. 立即采用解除呼吸道梗阻的措施
E. 立即输血或输液

20. 肺癌空洞、肺结核空洞及肺脓肿空洞的最主要鉴别方法是
A. 病史、症状、体征
B. 胸部正侧位 X 线片和胸部 CT
C. 放射性核素扫描
D. 痰病理细胞学和细菌学检查
E. 以上多不是

21. 慢性血行播散型肺结核与纤维空洞型继发型肺结核的最主要鉴别依据是
A. 结核中毒症状
B. 血沉
C. 痰菌阳性
D. 肺实变症
E. X 线胸片所见

22. 某肺结核患者，痰抗酸杆菌涂片阳性，胸片示右上肺出现高密度病灶，并出现薄壁空洞，应诊断为
A. 原发型肺结核，痰菌涂片（+）进展期
B. 继发型肺结核，纤维空洞型肺结核，痰菌涂片（+）进展期
C. 继发型肺结核，浸润型肺结核，痰菌涂片（+）进展期
D. 继发型肺结核，干酪性肺炎，痰菌涂片（+）稳定期
E. 继发型肺结核，结核球，痰菌涂片（+）稳定期

23. 下列哪项**不是**肺结核常见的胸部影像学特点
A. 病灶常位于肺尖，可见单侧和/或双侧
B. 病灶存在时间较长
C. 病灶可见渗出、增殖等多种形式
D. 肺内病灶主要沿淋巴管播散
E. 肺内病灶可沿支气管播散

24. 肺结核传染的主要途径与方式是

A. 饮用未经消毒的病牛牛奶
B. 吸入病人咳嗽或喷嚏时排出的带菌飞沫
C. 皮肤外伤
D. 泌尿生殖道外伤
E. 吸入带菌的痰液碎沫

25. 干酪性肺炎是由下列哪一种病原所致
A. 结核分枝杆菌
B. 肺炎球菌
C. 肺炎克雷白杆菌
D. 嗜肺军团菌
E. 肺炎支原体

26. 肺结核在实施短程或初始化疗方案中，必须包括的两种杀菌药物是
A. 异烟肼与利福平
B. 链霉素与吡嗪酰胺
C. 利福平与吡嗪酰胺
D. 异烟肼与乙胺丁醇
E. 异烟肼与链霉素

27. 关于结核菌的特点，下列哪项是错误的
A. 生长缓慢，增殖 1 代需 15～20 小时
B. 结核菌为需氧菌，不易染色
C. 人型和牛型结核分枝杆菌是人类结核病的主要病原菌
D. 70％酒精接触 2 分钟或煮沸 1 分钟，即刻被杀灭
E. 在阳光下暴晒 2～7 小时可被杀死

28. 肺结核患者抗结核治疗过程中出现高尿酸血症，可能是下列哪种药所致
A. 异烟肼
B. 利福平
C. 乙胺丁醇
D. 链霉素
E. 吡嗪酰胺

29. 应用利福平抗结核治疗，最易出现的不良反应为

A. 肝功能损害
B. 肾功能损害
C. 白细胞减少
D. 胃肠道反应
E. 皮疹

30. 应用乙胺丁醇抗结核治疗，最易出现的不良反应是
A. 皮疹
B. 药物热
C. 胃肠道刺激
D. 肾功能损害
E. 球后视神经炎

[A2 型题]

31. 男性，25 岁，乏力、咳嗽、盗汗、低热 1 个月余，痰中带血 1 周。胸片示右肺上叶后段高密度影，伴空洞形成。最可能的诊断是
A. 肺脓肿
B. 继发型肺结核
C. 肺癌空洞伴感染
D. 肺囊肿伴感染
E. 支气管扩张症伴感染

32. 女性，36 岁，10 小时前突然咯血约数十口。既往：5 年前曾患右肺结核治愈。查体无阳性体征。该患者应首选的治疗药物是
A. 呼吸兴奋剂
B. 止咳剂
C. 镇静剂
D. 凝血剂
E. 垂体后叶素

33. 男性，21 岁，低热、盗汗、干咳、乏力 2 个月，刚发病时有右侧胸痛。体检：气管略右移，右下胸部叩诊实音，呼吸音消失。胸腔穿刺抽出淡黄色胸水，比重 1.020，李凡他试验(+)，蛋白定量 47g/L，白细胞数 0.9×10^9/L、淋巴细胞

90%。最可能的诊断是
A. 癌性胸腔积液
B. 肺炎引起反应性胸腔积液
C. 肺脓肿并发脓腔
D. 结核性渗出性胸膜炎
E. 病毒性胸膜炎
34. 女性，30 岁，4 个月来常感午后低热、纳差，体重下降 5kg。胸片示左上肺云雾状淡薄阴影，有空洞形成。痰涂片发现抗酸杆菌。该患者最合适的治疗方案为
A. β-内酰胺类抗生素
B. 氟喹诺酮类抗菌药物
C. 大环内酯类抗生素
D. 2HESZ/7HR
E. β-内酰胺类抗生素＋大环内酯类抗生素
[注] H 为异烟肼，S 为链霉素，R 为利福平，E 为乙胺丁醇，Z 为吡嗪酰胺
35. 患者，16 岁，发热、头痛 3 周，体温 38～39℃，伴咳嗽。查体：表情淡漠，全身无皮疹、出血点，颈略强直，双肺呼吸音清，肝肋下 3cm，脾肋下 2cm，均无触痛。外周血 WBC $23.0\times10^9/L$，中性粒细胞 88%。胸片见双肺野弥漫细小点状高密度影。最可能的诊断考虑为
A. 伤寒
B. 败血症伴化脓性脑膜炎
C. 急性血行播散型粟粒肺结核
D. 急性白血病伴脑膜炎性白血病
E. 疟疾
36. 男性，35 岁，咳嗽伴低热、盗汗 3 个月。查体未发现阳性体征。胸片 X 线及 CT 均示左上肺 2cm×2cm 大小结节状高密度影，周围可见散在的高密度小病灶。最好的治疗方案是
A. 追踪观察
B. 手术治疗
C. 抗感染治疗

D. 抗结核治疗
E. 抗肿瘤治疗

37. 男性，20 岁，2 周前受凉后出现发热（T 38℃），以午后明显，伴乏力、干咳，病初时感左下胸刺痛，深吸气时加重，近日常感活动后气短。查体：T 38.5℃，左侧肩胛下角线第 7 肋以下叩诊呈浊音，听诊呼吸音减低或消失，听觉语音传导较右侧明显减弱。该患者最可能的诊断是
A. 左侧干酪性肺炎
B. 左下叶肺炎实变
C. 左侧肺炎支原体肺炎
D. 左侧结核性胸膜炎
E. 左侧自发性气胸

［B1 型题］

A. 原发型肺结核
B. 干酪性坏死与空洞
C. 继发型肺及肺外结核病灶
D. 纤维硬结及钙化病灶
E. 结核性胸膜炎

38. 好发生于儿童的是
39. 成人血行播散型肺结核多来源于
40. 肺结核治愈的转归是
41. 成人肺结核恶化时容易发生的病变是

A. 住院隔离并抗结核治疗到痰涂片转阴
B. 抗结核治疗完毕后，每年复查胸片一次，至少 10 年
C. 应用至少两种以往未用或少用的抗结核药物
D. 应用 4 种抗结核药物短程化疗 6～9 个月
E. 两种抗结核药物治疗 6 个月

42. 痰结核菌阳性的初治活动性肺结核患者需
43. 复治的痰结核菌阳性慢性纤维空洞型肺结核患者需

A. 结核菌素试验

B. 痰结核菌检查
C. 胃洗涤液查找结核菌
D. 肺部 X 线检查
E. 纤维支气管镜检查

44. 确诊肺结核的主要依据是
45. 测定人体是否受过结核菌感染应作

A. 异烟肼
B. 链霉素
C. 利福平
D. 吡嗪酰胺
E. 乙胺丁醇

46. 眩晕、耳鸣和共济失调多见于
47. 视力减退和视野缩小多见于

A. 链霉素
B. 异烟肼
C. 吡嗪酰胺
D. 利福平
E. 氨硫脲

48. 干扰结核菌的蛋白合成，对细胞内的结核菌作用最小
49. 能抑制结核菌素的核糖核酸多聚酶，对细胞内外和代谢旺盛或近乎静止的结核菌均有杀菌作用
50. 能杀灭吞噬细胞内、酸性环境中的结核菌，可有高尿酸血症、关节痛、胃肠道反应和肝损害

参考答案

［A1 型题］

1. B	2. D	3. A	4. D	5. C	6. E
7. B	8. B	9. E	10. D	11. A	12. E
13. D	14. C	15. D	16. A	17. E	18. C
19. D	20. D	21. E	22. C	23. D	24. B

25. A　26. A　27. B　28. E　29. A　30. E

［A2 型题］

31. B　32. E　33. D　34. D　35. C　36. D

37. D

［B1 型题］

38. A　39. C　40. D　41. B　42. D　43. C

44. B　45. A　46. B　47. E　48. A　49. D

50. C

第九章　弥漫性间质性肺疾病

［A1 型题］

1. 弥漫性间质性肺疾病是指
   A. 发生于肺泡壁及肺泡周围组织的疾病
   B. 终末细支气管的非特异性炎症
   C. 发生于肺泡Ⅰ型细胞的疾病
   D. 发生于肺泡Ⅱ型细胞的疾病
   E. 发生于毛细血管内皮细胞的疾病
2. 弥漫性间质性肺疾病的组织学特点是
   A. 巨噬细胞的浸润
   B. 肺组织的充血水肿和中性粒细胞浸润
   C. 肺间质纤维化
   D. 嗜酸性粒细胞浸润性肉芽肿
   E. 有核细胞浸润
3. 弥漫性间质性肺病的最主要的临床表现是
   A. 长期低热
   B. 隐袭性进行性呼吸困难
   C. 难以缓解的咳嗽
   D. 持续性胸痛
   E. 反复咳痰、咯血
4. 特发性肺纤维化最主要的呼吸生理变化为

A. $PaCO_2$升高
B. 肺总量增加
C. 气道阻力增加
D. FEV_1/FVC降低
E. 肺顺应性降低

5. 特发性肺纤维化肺部听诊特点是
A. 低调的干啰音
B. 弥漫性哮鸣音
C. Velcro 啰音
D. 大中水泡音
E. 混合性呼吸音

6. 特发性肺纤维化肺功能的特点是
A. 闭合气量减少
B. 肺活量增加
C. 阻塞性通气功能障碍
D. 限制性通气功能障碍
E. 混合性通气功能障碍

7. 特发性肺纤维化动脉血气的主要改变是
A. pH 降低
B. PaO_2 降低
C. $PaCO_2$ 升高
D. BE 正值增高
E. HCO_3^- 降低

8. 下列哪项不符合特发性肺间质纤维化
A. 干咳，咯血少见
B. 进行性呼吸困难
C. 杵状指（趾）和发绀
D. 双下肺可闻及吸气末 Velcro 啰音
E. 肺功能为阻塞性通气障碍

9. 特发性肺间质纤维化目前缺乏有效的治疗方法，临床上常用的治疗方法是
A. 单独使用小剂量糖皮质激素

B. 单独使用大剂量糖皮质激素

C. 联合使用大剂量糖皮质激素＋免疫抑制剂

D. 联合使用小剂量糖皮质激素＋免疫抑制剂

E. 单独使用免疫抑制剂

10. 下列哪种疾病易引起血清血管紧张素转换酶增高

A. 特发性肺间质纤维化

B. 肺结核

C. 支气管扩张症

D. 结节病

E. 囊性纤维化

11. 支气管肺泡灌洗是弥漫性肺病检查的重要手段，下面哪种疾病的 BALF 是以淋巴细胞为主，且 CD_4^+/CD_8^+ 比例高

A. 结节病

B. 过敏性肺炎

C. 非特异性间质性肺炎

D. 淋巴细胞性间质性肺炎

E. 肺泡蛋白沉积症

12. 下列哪项检查对确诊结节病价值最大

A. 血清血管紧张素转换酶（SACE）

B. PPD 试验

C. 纵隔淋巴结活检

D. 支气管肺泡灌洗

E. 经支气管肺活检（TBLB）

［A2 型题］

13. 男性，44 岁，无诱因出现活动后气促，逐渐加重 1 年，查体：轻度发绀，杵状指，肺底部可闻爆裂音。胸片示双肺中下野肺纹理增多呈网格状、小结节阴影。血气分析：PaO_2 55mmHg、$PaCO_2$ 37mmHg。最可能的诊断是

A. 慢性支气管炎

B. 支气管哮喘

C. 支气管扩张症

D. 支气管肺癌

E. 肺间质纤维化

14. 男性，51岁，进行性呼吸困难伴干咳8个月，双肺中下肺野可闻爆裂音，胸片示双肺中下肺野弥漫性小结节病灶，肺功能为限制性通气障碍，最可能的诊断是

A. 肺泡蛋白质沉积症

B. 结节病

C. 肺泡细胞癌

D. 特发性肺纤维化

E. 慢性支气管炎

15. 女性，32岁，低热、乏力、咳嗽3个月，伴关节痛。胸部CT示双肺门和纵隔淋巴结对称性肿大，肺纹理增强。PPD 5 IU阴性。为明确诊断首选的检查是

A. 经支气管镜淋巴结穿刺活检

B. 糖皮质激素试验性治疗

C. 支气管肺泡灌洗

D. 血SACE测定

E. 经皮肺穿刺活检

［A3/A4型题］

男性，45岁，因干咳伴活动后气促5个月就诊，间断发热，抗感染及止咳祛痰无效，查体：双下肺可闻均匀一致细湿啰音，胸片示两肺中下肺野弥散网状结节状阴影，右侧胸腔少量积液。血乳酸脱氢酶增高。

16. 该患者可能的诊断是

A. 慢性支气管炎

B. 亚急性、慢性血行播散型肺结核

C. 肺泡细胞癌

D. 特发性肺纤维化

E. 肺结节病

17. 该患者可能的肺功能改变是

A. 阻塞性通气功能障碍

B. 限制性通气功能障碍和弥散量减少

C. 混合性通气功能障碍

D. 肺总量增加

E. 最大通气量降低

18. 为确定诊断下列哪项检查意义最大

A. 胸部 CT 检查

B. 胸部磁共振检查

C. 放射性核素肺扫描

D. 经纤维支气管镜肺活检

E. 免疫学检查

［**B1 型题**］

A. 固定性湿啰音

B. 散在湿啰音，伴哮鸣音

C. 弥漫性哮鸣音

D. 局限性哮鸣音

E. 双肺底 Velcro 音

19. COPD

20. 支气管肺癌

21. 支气管哮喘

22. 支气管扩张症

23. 特发性肺间质纤维化

A. FEV_1/FVC 50%，FEV_1/pred 45%，TLC/pred 125%，支气管舒张试验阴性

B. FEV_1/FVC 80%，FEV_1/pred 56%，TLC/pred 55%

C. FEV_1/FVC 80%，支气管激发试验阴性

D. FEV_1/FVC 80%，FEV_1/pred 90%，TLC/pred 98%

E. FEV_1/FVC 63%，FEV_1/pred 60%，支气管舒张试验阳性

24. 支气管哮喘

25. COPD

26. 特发性肺纤维化

A. 反复咳嗽、咳大量脓痰，间断咯血
B. 慢性咳嗽、咳痰，秋冬季加重
C. 发作性干咳（尤其在夜间规律发作）
D. 金属音调、高亢的干咳伴呼吸困难
E. 持续逐渐加重的刺激性咳嗽伴进行性气促

27. 特发性肺纤维化
28. 咳嗽变异型哮喘
29. 支气管肺癌

参考答案

［A1 型题］

1. A	2. C	3. B	4. E	5. C	6. D
7. B	8. E	9. D	10. D	11. A	12. C

［A2 型题］

13. E　14. D　15. A

［A3/A4 型题］

16. D　17. B　18. D

［B1 型题］

19. B	20. D	21. C	22. A	23. E	24. E
25. A	26. B	27. E	28. C	29. D	

第十章　胸膜疾病

［A1 型题］

1. 下列临床表现最有助于气胸的诊断的是
   A. 突发胸痛
   B. 进行性呼吸困难
   C. 气管移向健侧
   D. 患侧叩诊呈鼓音
   E. 患侧可闻及干啰音

2. 符合胸腔积液的体征是
A. 叩诊呈鼓音，耳语音和呼吸音均减低
B. 叩诊呈浊音，耳语音和呼吸音均减低
C. 叩诊呈浊音，耳语音和呼吸音均增强
D. 叩诊呈浊音，耳语音增强，呼吸音减低
E. 叩诊呈浊音，耳语音减低，呼吸音增强
3. 最有助于鉴别结核性与癌性胸腔积液的是
A. 胸痛程度
B. 胸水生长速度
C. 胸水颜色
D. 胸水 CEA 水平
E. 胸水细胞学和细菌学检查
4. 胸腔穿刺进针应在
A. 上一肋骨下缘
B. 下一肋骨上缘
C. 两肋中间
D. 脊柱旁
E. 肩胛骨下角线
5. 抽取胸腔积液时一次抽液量一般不超过
A. 400ml
B. 500ml
C. 1000ml
D. 1500ml
E. 2000ml
6. 胸腔引流拔出引流管时，可升高胸腔内压、降低气胸发生率的动作是
A. 深呼气
B. 深吸气
C. 浅快呼吸
D. Valsalva 动作
E. 深慢呼吸
7. 抽取胸腔积液过程中出现胸膜反应，最恰当的治疗是

A. 高浓度给氧

B. 穿刺抽气

C. 输血

D. 静脉推注毛花苷C

E. 停止抽液，患者平卧，皮下注射肾上腺素

8. 不符合渗出液指标的是

A. 胸水蛋白>30g/L

B. 胸水蛋白/血清蛋白>0.5

C. 胸水LDH>200 IU/L

D. 胸水LDH/血清LDH<0.6

E. 胸水细胞数>10×10^{8}/L

9. 下列哪种疾病不会引起渗出性胸水

A. 肝硬化

B. 类风湿性关节炎

C. 恶性肿瘤

D. 肺炎

E. 结核性胸膜炎

10. 下列哪种疾病不会引起漏出性胸水

A. 心力衰竭

B. 低蛋白血症

C. 肝硬化

D. 系统性红斑狼疮

E. 肾病综合征

11. 渗出液的产生机制是

A. 胸膜毛细血管通透性增加

B. 血浆胶体渗透压降低

C. 胸膜毛细血管静水压增高

D. 毛细血管胶体渗透压降低

E. 胸膜毛细血管静水压降低

12. 血性胸腔积液疑诊癌性胸膜炎的病人，下列哪项检查最有意义

A. 胸部CT检查

B. 痰脱落细胞检查

C. 胸水癌胚抗原测定
D. 胸水脱落细胞检查
E. 胸水中 LDH 测定

13. 结核性胸膜炎，胸腔穿刺抽液时，下列哪项是错误的
A. 严格无菌操作
B. 抽液不宜过快、过多
C. 穿刺位置应在肋骨上缘
D. 穿刺发生“胸膜反应”不影响继续抽液
E. 抽液后胸腔内可以不用药

14. 结核性胸膜炎与癌性胸膜炎的主要鉴别点是
A. 年龄和临床表现
B. 草黄色渗出液
C. 血性胸水
D. 胸部 CT 检查
E. 胸水细胞学和细菌学检查

15. 不利于胸腔积液产生的情况是下列哪种
A. 胸膜毛细血管内静水压增加
B. 胸腔内负压增加
C. 胸膜毛细血管通透性增加
D. 胸内淋巴引流障碍
E. 血浆胶体渗透压增加

16. 下列哪项描述不符合渗出性胸腔积液
A. 胸水李凡他试验（—）
B. 细胞数＞500×10^6/L
C. 蛋白含量≥30g/L，胸水蛋白/血清蛋白＞0.5
D. 胸水 LDH＞200IU/L，胸水 LDH/血液 LDH＞0.6
E. 胸水中葡萄糖含量降低

17. 严重充血性心力衰竭患者的胸腔积液，化验结果符合下列哪项
A. 比重＞1.018
B. 胸水蛋白量＞30g/L
C. Rivalta 试验（＋）
D. 乳酸脱氢酶水平大于血清的 60％

E. 蛋白含量低于血清蛋白的一半

18. 下列哪项对胸水性质的鉴别最为重要

A. 胸水的蛋白定性检测

B. 胸水的 pH 测定

C. 胸水常规检查

D. 胸水中胆固醇结晶

E. 胸水中红细胞数

19. 下列哪项不符合胸腔渗出液的特点

A. 比重≥1.018

B. 胸水蛋白定量>30g/L

C. Rivalta 试验（+）

D. 细胞数<100×10^6/L

E. 胸水蛋白/血清蛋白>0.5

20. 关于结核性胸膜炎的治疗，下列哪项是最为重要的

A. 反复穿刺抽胸水

B. 胸腔内注入氢化可的松

C. 胸腔闭式引流

D. 胸腔内注入抗结核药物

E. 全身使用 2 种以上抗结核药物

［A2 型题］

21. 男性，45 岁，右侧胸痛 1 个月，伴咳嗽、低热、乏力、气短，查体：气管左移，右锁骨上淋巴结肿大，右肺叩诊实音，右肺呼吸音消失，胸水为血性。最有助于明确诊断的检查是

A. 胸水脱落细胞检查

B. 胸水及血清癌胚抗原检查

C. 胸水常规检查

D. 胸水 LDH 检查

E. 胸水结核菌检查

22. 男性，68 岁，COPD 病史 30 年。剧烈咳嗽后突感左胸疼痛，呼吸困难、大汗淋漓。查体：心音遥远，左侧呼吸音低。为明确诊断首选的检查是

A. 血常规
B. 血气分析
C. 胸部X线
D. 心脏超声
E. 冠状动脉造影

23. 男性，65岁，慢性支气管炎20年，气急3年，胸片示肺纹理增强紊乱，两肺透光度增加。1天前突感呼吸困难，右胸疼痛。患者最可能的诊断是
A. 慢性支气管炎合并感染
B. 肺气肿
C. 肺栓塞
D. 自发性气胸
E. 心肌梗死

24. 男性，23岁，学生。活动后气短、午后低热2周来诊。查体：右下肺第7肋以下叩浊，呼吸音减低。胸片示右下胸部大片致密影。为确诊存在胸腔积液，首选的检查是
A. 双肺CT
B. 支气管镜检查
C. 核素扫描
D. 超声波检查
E. 磁共振检查

25. 男性，25岁，发热、干咳1周，伴左侧胸痛，活动后气急2天。胸透提示左侧胸腔积液，血白细胞 $7.8\times10^9/L$，胸水为淡血性渗出液，淋巴细胞75%。最可能的诊断是
A. 化脓性胸膜炎
B. 癌性胸腔积液
C. 细菌性肺炎伴胸膜炎
D. 结核性胸膜炎
E. 肺栓塞并胸腔积液

26. 胸腔积液患者胸水比重1.017，蛋白定量25g/L，LDH 120 IU/L，细胞数 $100\times10^6/L$，细菌（－），胸腔积液的性质首先考虑哪种

A. 漏出液
B. 渗出液
C. 癌性积液
D. 乳糜性积液
E. 血性积液

27. 男性，70 岁，吸烟史 20 余年，每日 10～20 支，刺激性咳嗽、痰中带血 1 个月，右胸隐痛、呼吸困难 3 天。查体：消瘦，呼吸 26 次/分，右锁骨上淋巴结肿大。右胸第 7 肋间以下叩浊，呼吸音减低。胸片示右侧大量胸腔积液。最可能的诊断是
A. 结核性胸膜炎
B. 癌性胸腔积液
C. 脓胸
D. 肺炎致反应性胸腔积液
E. 肺栓塞并发胸腔积液

28. 男性，24 岁，学生。右胸不适、低热 20 天，伴干咳、乏力、盗汗 6 天。查体发现右侧胸腔积液，浅表淋巴结不大。抽胸水为血性，化验为渗出液。最合理的治疗措施是
A. 抗结核＋抽胸水
B. 抗结核＋胸腔闭式引流
C. 抗炎＋抽胸水
D. 胸腔内注入化疗药＋抽胸水
E. 抗肿瘤＋抽胸水

29. 胸腔积液患者，胸水比重 1.018，蛋白 27g/L，李凡他试验阳性，RBC 2×10^9/L，WBC 610×10^6/L，细菌阴性，积液的性质应首先考虑下列哪种
A. 漏出性胸腔积液
B. 血性胸腔积液
C. 渗出性胸腔积液
D. 乳糜性胸腔积液
E. 化脓性胸腔积液

30. 男性，67 岁，胸痛、气短 1 周，胸部 X 线检查示右侧大量胸腔积液，胸穿示血性胸水，ADA 为 20IU/L。最可能的诊断为

A. 结核性胸膜炎
B. 结缔组织病
C. 恶性肿瘤胸膜转移
D. 肝硬化
E. 心力衰竭

31. 男性，20 岁，感冒后发热 3 天未退，体温 38℃，左侧胸部刺痛，查体：左腋下、下胸部可听到胸膜摩擦音，最合适的诊断是
A. 肺炎球菌肺炎
B. 葡萄球菌肺炎
C. 癌性胸膜炎
D. 干性胸膜炎
E. 渗出性胸膜炎

32. 女性，42 岁，大量胸腔积液穿刺抽液，15 分钟抽液 1000ml 后患者突感胸闷，咳嗽，咳白色泡沫痰。查体：BP 80/50mmHg，发绀，心率 125 次/分，律齐。双肺可闻及湿啰音和哮鸣音。该患者最可能出现的临床情况是
A. 胸膜反应
B. 穿破胸膜产生气胸
C. 复张后肺水肿
D. 纵隔摆动
E. 损伤血管导致失血

［A3/A4 型题］

女，25 岁，胸腔穿刺抽液，抽取淡黄色液体 30ml 后，患者突然出现头晕，心悸，脸色苍白，出汗，四肢凉。

33. 病人最可能出现
A. 麻醉药反应
B. 胸膜反应
C. 肺水肿
D. 气胸
E. 纵隔摆动

34. 此时应立即给予的处理是
A. 皮下注射 0.1%肾上腺素
B. 胸穿抽气
C. 停止抽液，平卧观察血压
D. 静脉推注毛花苷 C
E. 高浓度吸氧

女性，30 岁，发热、乏力 1 周，呼吸困难 2 天，查体：T 38.4℃，右肺叩诊实音，呼吸音消失。

35. 诊断可能是
A. 右大叶性肺炎
B. 右干酪性肺炎
C. 右结核性胸膜炎
D. 右肺癌、阻塞性肺炎
E. 右胸膜肥厚粘连

36. 检查证实为右胸腔积液，胸穿抽液中患者突然出现心悸，出汗，脉细，颜面苍白，应立即给予
A. 50%葡萄糖液静脉注射
B. 地塞米松 20mg 加 20ml 葡萄糖液静脉注射
C. 阿托品 1mg 肌肉注射
D. 肾上腺素 0.5mg 皮下注射
E. 毛花苷 C 0.2mg 加 20ml 葡萄糖液静脉注射

男性，55 岁，既往体健。吸烟 20 余年，20 支/日。咳嗽、痰中带血 2 周，左侧胸闷、气短 1 周，无发热和胸痛而就诊。

37. 最简便、最有价值的检查是
A. 心电图
B. 超声心动图
C. 胸片
D. 肺通气扫描
E. 肺灌注扫描

38. X 线胸片示有左侧胸腔积液，下一步最先应进行的检查是
A. 血常规

B. 血沉
C. 胸膜腔穿刺抽液检查
D. 胸部 CT
E. PPD 试验

39. 若患者胸水为血性、渗出性，不可能出现下列哪项结果
A. 比重＞1.018
B. Rivalta 试验（＋）
C. 白细胞＜100×10^{6}/L
D. ADA＜40IU/L
E. 蛋白定量＞30g/L

40. 如果怀疑为胸膜转移癌，具有确诊意义的检查是
A. 胸部 MRI
B. 胸部 CT
C. 肺功能检查
D. 痰细胞学检查
E. 胸水细胞学检查

［B1 型题］

A. 毛细血管通透性增加
B. 毛细血管内静水压增加
C. 胸腔内负压增加（淋巴管破裂）
D. 血浆胶体渗透压降低
E. 胸内淋巴引流障碍

41. 肾病综合征引起胸水的机制是
42. 心衰引起胸水的机制是
43. 肺炎引起胸水的机制是
44. 结核性胸水的机制是

A. 胸水白细胞＞1×10^{10}/L 伴恶臭
B. 血性胸水，腺苷脱氨酶不高，胸水抽后增长迅速
C. 乳糜样胸水，苏丹Ⅲ染成红色
D. 胸水 LDH/血清 LDH＞0.6，胸水腺苷脱氨酶明显升高

E. 胸水 LDH/血清 LDH<0.6，胸水细胞数$<100\times10^{6}$/L

45. 结核性胸膜炎

46. 癌性胸水

47. 漏出液

48. 脓胸

A. 0.3L 以下

B. 0.3～0.5L

C. 0.5L 以上

D. 0.5～1.0L

E. 1.0L 以上

49. 正常人每天通过胸膜腔的液体量应为

50. 胸腔抽液每次不宜超过

51. X 线透视下见到肋膈角变钝的液体量是

52. 胸腔积液症状明显时的液体量为

参考答案

[A1 型题]

1. D	2. B	3. E	4. B	5. C	6. D
7. E	8. D	9. A	10. D	11. A	12. D
13. D	14. E	15. E	16. A	17. E	18. C
19. D	20. E				

[A2 型题]

21. A	22. C	23. D	24. D	25. D	26. A
27. B	28. A	29. C	30. C	31. D	32. C

[A3/A4 型题]

33. B	34. C	35. C	36. D	37. C	38. C
39. C	40. E				

[B1 型题]

41. D	42. B	43. A	44. A	45. D	46. B
47. E	48. A	49. D	50. E	51. B	52. C

第十一章　原发性支气管肺癌

［A1 型题］

1. 有关肺癌特征的描述，错误的是
   A. 鳞癌和小细胞肺癌常常表现为中央型肺癌
   B. 腺癌常常表现为周围型肺癌
   C. 支气管肺泡癌是腺癌的一个亚型
   D. 肺泡癌可来源于肺泡Ⅱ型上皮细胞
   E. 肥大性肺性骨关节病常见于小细胞肺癌
2. 大量白色泡沫样痰最常见于以下哪种疾病
   A. 肺脓肿
   B. 细支气管肺泡癌
   C. 充血性心力衰竭
   D. 慢性支气管炎
   E. 空洞性肺结核
3. 对于明确 NSCLC 的分期意义不大的检查是
   A. 肿瘤标记物
   B. 胸部 CT
   C. 腹部 B 超
   D. 胸水细胞学检查
   E. 骨扫描
4. 诊断支气管肺癌最具决定性意义的是
   A. 病史、体征
   B. 胸部 X 线的检查
   C. 胸部 CT 检查
   D. 放射性核素肺扫描
   E. 细胞学和病理学的检查
5. 下列哪项不是支气管鳞状上皮细胞癌的一般特点
   A. 多见于老年男性
   B. 与吸烟关系密切

C. 大多数发生在叶段支气管
D. 生长较快，转移较早
E. 对化疗不敏感

6. 关于支气管腺癌的特点，描述不正确的是
A. 女性多见
B. 与吸烟无密切关系
C. 常常表现为周围型肺癌
D. 易转移至肝、脑、胸膜
E. 常常出现异位激素分泌

7. 关于小细胞未分化癌的特点，下列哪项描述不正确
A. 多与吸烟有关
B. 多为中心型肺癌
C. 生长快，远处转移早
D. 对放化疗较敏感
E. 恶性度低

8. 对放疗最为敏感的肺癌是
A. 腺癌
B. 鳞状上皮细胞癌
C. 小细胞未分化癌
D. 肺泡癌
E. 类癌

9. 关于肺癌，下列描述不正确的是
A. 鳞癌是最常见的肺癌，生长缓慢
B. 小细胞肺癌常合并伴癌综合征
C. 腺癌多见于女性，多为周围型肺癌
D. Pancoast 癌易引起 Horner 综合征
E. 肥大性肺性骨关节病是类癌综合征的表现

［A2 型题］

10. 男性，58 岁，刺激性干咳 2 个月，痰中带血 7 天。无发热及咳痰。既往吸烟史 20 年。查体：双肺呼吸音无啰音，杵状指（+）。最可能的诊断是

A. 支气管扩张症
B. 肺间质纤维化
C. 支气管肺癌
D. 浸润型肺结核
E. 慢性支气管炎

11. 男性，45 岁，发热、咳嗽、咳痰 1 周，伴痰中带血 3 次。胸片可见右中叶 3cm×4cm 类圆形阴影，中间可见空洞，无液平。胸部 CT 可见空洞为偏心空洞，部分洞壁有结节状隆起。痰找结核菌 1 次阴性，进一步的检查应首先考虑
A. 重复痰找结核菌
B. 试验性抗感染治疗
C. 试验性抗结核治疗
D. 纤维支气管镜检查
E. 肿瘤标记物检查

12. 女性，50 岁，咳痰 1 个月余。查体示球结膜充血，颈静脉怒张，双肺呼吸音清晰。双下肢水肿。最可能的诊断是
A. 肺结核
B. 肺栓塞
C. 上腔静脉阻塞
D. 肺癌
E. 右心衰竭

13. 男性，55 岁，因咳嗽、痰中带血 1 个月余，憋气 2 周就诊，既往吸烟 30 余年，胸片示右侧大量胸腔积液，气管不移位。该患者最可能的诊断是
A. 周围型肺癌
B. 中央型肺癌
C. 间皮细胞癌
D. 结核性胸膜炎
E. 肺栓塞

参考答案

[A1 型题]

1. E　2. B　3. A　4. E　5. D　6. E
7. E　8. C　9. E

[A2 型题]

10. C　11. D　12. C　13. B

第十二章　睡眠呼吸暂停综合征

[A1 型题]

1. 阻塞型睡眠呼吸暂停综合征的特征表现为
   A. 口鼻气流与胸腹式呼吸同时停止
   B. 口鼻气流停止，但胸腹式呼吸仍存在
   C. 胸腹式呼吸先停止，接着口鼻气流停止
   D. 潮式呼吸
   E. 呼吸暂停时，SaO_2 下降
2. 一次呼吸暂停是指
   A. 口鼻气流均停止至少 10 秒以上
   B. 口鼻气流均停止至少 30 秒以上
   C. 呼吸气流幅度较正常降低 50%以上
   D. 血氧饱和度下降 4%以上
   E. 血氧饱和度下降 10%以上
3. PSG（多导睡眠记录仪）的监测指标**不包括**下列哪项
   A. 口鼻气流
   B. ECG
   C. 食管内压
   D. EEG
   E. 胸腹运动
4. 目前 OSAHS 的首选治疗为
   A. 药物治疗

B. 无创通气
C. 口腔内矫治器
D. 手术治疗
E. 射频减容术

［A2 型题］

5. 男性，40 岁，近几年来经常感觉白天困倦，工作时注意力不易集中。发现高血压 5 年，口服降压药控制不理想。家人诉其打鼾多年，5 年来体重增加后情况加重。为明确诊断，下列哪项检查最为重要
A. 24 小时血压监测
B. 上呼吸道 CT 检查
C. 多导睡眠记录仪监测
D. 测定 ACTH
E. OGTT

参考答案

［A1 型题］
1. B　2. A　3. C　4. B
［A2 型题］
5. C

第十三章　呼吸衰竭

［A1 型题］

1. 慢性呼吸衰竭最常见的病因为
A. 广泛胸膜增厚
B. 肺尘埃沉着病
C. 严重胸廓脊柱畸形
D. 慢性阻塞性肺疾病

E. 肺间质纤维化

2. 最常发生Ⅰ型呼吸衰竭的是

A. COPD

B. 严重胸廓畸形

C. 重症哮喘

D. ARDS

E. 重症肌无力，呼吸肌危象

3. 正常人通气/血流比例为

A. 0.4

B. 0.5

C. 0.8

D. 1.0

E. 1.2

4. 提示呼吸衰竭的是

A. 发绀

B. 结膜充血、水肿，烦躁

C. Kussmaul 呼吸

D. 血气分析 PaO_2＜8.0kPa（60mmHg）

E. 肺功能检查提示肺通气功能明显减退

5. 反映早期缺氧最敏感的指标是

A. 血 pH

B. PaO_2

C. $PaCO_2$

D. SaO_2

E. CaO_2

6. 最能反映肺泡通气的血气指标是

A. SaO_2

B. $PaCO_2$

C. PaO_2

D. HCO_3^-

E. 血 pH

7. 呼吸衰竭的血气诊断标准是

A. PaO_2＜60mmHg 和（或）伴有 $PaCO_2$＞60mmHg

B. PaO_2＜60mmHg 和（或）伴有 $PaCO_2$＞55mmHg

C. PaO_2＜60mmHg 和（或）伴有 $PaCO_2$＞50mmHg

D. PaO_2＜50mmHg 和（或）伴有 $PaCO_2$＞60mmHg

E. PaO_2＜50mmHg 和（或）伴有 $PaCO_2$＞50mmHg

8. 符合Ⅱ型呼吸衰竭的是

A. PaO_2 50mmHg，$PaCO_2$ 40mmHg

B. PaO_2 50mmHg，$PaCO_2$ 45mmHg

C. PaO_2 55mmHg，$PaCO_2$ 60mmHg

D. PaO_2 65mmHg，$PaCO_2$ 50mmHg

E. PaO_2 65mmHg，$PaCO_2$ 60mmHg

9. 下列哪种情况属于呼吸衰竭

A. 患者在密闭环境中滞留过久造成严重的低氧血症

B. 患者吸入有毒气体，造成严重的低氧血症

C. 患者发生 CO 中毒，脑组织严重缺氧

D. 急性肠炎患者因失液过多发生休克，造成多器官缺氧

E. 严重贫血患者出现严重组织缺氧

10. Ⅱ型呼吸衰竭吸氧宜

A. 氧浓度 25%～30%，间断给氧

B. 氧浓度 35%～40%，间断给氧

C. 氧浓度 35%～40%，持续给氧

D. 氧浓度 25%～30%，持续给氧

E. 氧浓度 50%～60%，持续给氧

11. 呼吸衰竭时缺氧与二氧化碳潴留的最重要的机制是

A. 通气/血流比例失调

B. 弥散功能障碍

C. 氧耗量增加

D. 肺泡通气量下降

E. 动-静脉样分流

12. 下列哪种情况 V/Q 比例增加最明显

A. 肺气肿

B. 肺大泡

C. 肺栓塞
D. 肺淤血
E. 肺间质纤维化

13. 下列哪种疾病最少出现弥散功能障碍
A. 肺气肿
B. ARDS
C. 哮喘
D. 肺水肿
E. 贫血

14. 下述疾病中发生呼吸衰竭时，吸氧后氧分压改善明显，最可能的情况是
A. COPD
B. 左心衰竭
C. ARDS
D. 大叶性肺炎
E. 肺不张

15. COPD 的患者出现低氧血症最常见的机制是
A. 肺泡通气量下降
B. 弥散功能降低
C. 分流
D. 呼吸肌疲劳
E. 通气/血流比例失调

16. 关于 COPD 患者持续低流量吸氧的主要原因，不正确的是
A. 有效改善患者的氧合能力
B. 可以防止 $PaCO_2$ 迅速增加
C. 在 COPD 患者比正常人可以更高地提升 PaO_2
D. 使红细胞的携氧能力增强
E. 使氧在组织的释放增加

17. 急性Ⅱ型呼吸衰竭的血气特点不正确的是
A. pH 值迅速下降
B. pH 值下降和 $PaCO_2$ 的升高
C. 由于肾不能迅速代偿，HCO_3^- 不应该发生大的变化

D. $PaCO_2$迅速增加，使得机体的碱储备迅速下降
E. PaO_2（肺泡氧分压）的下降和$PaCO_2$的上升呈线性关系

18. ARDS的诊断标准内容中出现下列哪项
A. 血氧饱和度
B. 肺动脉压
C. 动脉血氧分压
D. 氧合指数
E. 肺泡-动脉血氧分压差

19. 下列哪些是引起急性肺损伤的危险因素
A. 胃食管反流误吸
B. 脓毒血症
C. 休克
D. 急性胰腺炎
E. 以上都是

20. 引起ARDS严重低氧血症和呼吸窘迫的主要病理生理改变为
A. 分流增加
B. 弥散功能下降
C. 氧耗量增加
D. 以上都不是
E. 以上都是

21. 急性呼吸窘迫综合征（ARDS）最有效的治疗方法是
A. 持续低浓度吸氧
B. 持续高浓度吸氧
C. 抗生素
D. 糖皮质激素
E. 呼气末正压通气

［A2型题］

22. 女性，55岁，与人争吵生气后感憋闷，口唇和手足麻木。查体：血压110/70mmHg，心率80次/分，律齐，双肺呼吸音清，病理征阴性。最可能的动脉血气是
A. PaO_2 50mmHg、$PaCO_2$ 70mmHg、pH 7.30

B. PaO_2 50mmHg、$PaCO_2$ 30mmHg、pH 7.46

C. PaO_2 80mmHg、$PaCO_2$ 40mmHg、pH 7.40

D. PaO_2 95mmHg、$PaCO_2$ 36mmHg、pH 7.27

E. PaO_2 100mmHg、$PaCO_2$ 29mmHg、pH 7.47

23. 男性，68岁，咳嗽、咳痰伴喘息16年，加重5天。诊为COPD急性加重。血气分析：PaO_2 52mmHg、$PaCO_2$ 73mmHg。最适宜的氧疗方法是

A. 氧流量2L/min，经鼻导管持续吸入

B. 氧流量4L/min，经鼻导管持续吸入

C. 氧流量6L/min，经鼻导管间断吸入

D. 持续面罩吸氧

E. 呼气末正压通气

24. 男性，72岁，肺心病患者，查动脉血气 PaO_2 40mmHg、$PaCO_2$ 70mmHg，立即鼻导管给氧4L/min，2小时后发绀减轻，但患者开始嗜睡。复查血气为 PaO_2 85mmHg、$PaCO_2$ 109mmHg，应立即采取哪种措施

A. 加大吸氧流量

B. 降低吸氧流量

C. 静脉注射地塞米松

D. 静脉滴注抗生素

E. 静脉滴注5%碳酸氢钠

25. 男性，62岁，咳嗽、咳痰伴喘息20年，加重7天，昏睡2天。查体：血压125/80mmHg，呼吸12次/分，表浅，发绀，心率116次/分，双肺可闻及干湿性啰音。血气分析为pH 7.289，PaO_2 44mmHg，$PaCO_2$ 97mmHg。应立即采取哪种措施

A. 压缩雾化吸入支气管舒张剂

B. 静脉滴注尼可刹米

C. 静脉滴注5%碳酸氢钠

D. 静脉推注肾上腺素

E. 呼吸机辅助呼吸

26. 女性，67岁，肺心病，血气分析：pH 7.48，PaO_2 54mmHg，$PaCO_2$ 65mmHg，HCO_3^- 44mmol/L，血 Na^+ 138mmol/L，K^+

4.8mmol/L，Cl^- 70mmol/L，首先应采取哪种措施

A. 静脉滴注尼可刹米

B. 静脉滴注氯化钾

C. 静脉滴注精氨酸

D. 静脉滴注 5%碳酸氢钠

E. 改善通气功能

27. 男性，65 岁，呼吸衰竭患者，呼吸机辅助呼吸 2 小时后，动脉血气结果如下，哪种结果需要增加通气量

A. PaO_2 43mmHg、$PaCO_2$ 72mmHg、pH 7.27

B. PaO_2 78mmHg、$PaCO_2$ 61mmHg、pH 7.45

C. PaO_2 82mmHg、$PaCO_2$ 30mmHg、pH 7.46

D. PaO_2 90mmHg、$PaCO_2$ 28mmHg、pH 7.50

E. PaO_2 93mmHg、$PaCO_2$ 40mmHg、pH 7.39

28. 一肺病患者平静状态下呼吸室内空气与吸入浓度为 40%的氧气后，测得的血气分析分别显示为 PaO_2 58mmHg、PaO_2 61mmHg，$PaCO_2$ 均正常。该患者最不可能出现下列哪种情况

A. 特发性肺纤维化

B. 肺不张

C. 大叶性肺炎

D. 心源性肺水肿

E. 肺动-静脉瘘

29. 女性，60 岁，咳嗽、咳痰伴喘息 20 年，下肢浮肿 2 年，加重 5 天伴意识模糊。血气分析 pH 7.24，PaO_2 48mmHg，$PaCO_2$ 85mmHg，HCO_3^- 30mmol/L。该患者的酸碱失衡为

A. 代谢性酸中毒，失代偿

B. 呼吸性酸中毒，失代偿

C. 呼吸性酸中毒 ＋ 代谢性酸中毒

D. 呼吸性酸中毒 ＋ 代谢性碱中毒

E. 呼吸性酸中毒，代偿

30. 男性，60 岁，间断咳嗽、咳痰伴喘息 20 年，1 个月来加重伴浮肿。查体：端坐位，口唇发绀，双肺干湿性啰音，双下肢水肿。抗感染、利尿后病情好转。但 2 天后出现神志不清，手足

搐搦。血气分析：pH 7.50，PaO_2 70mmHg，$PaCO_2$ 60mmHg，HCO_3^- 43mmol/L，K^+ 3.0mmol/L，Na^+ 132 mmol/L，Cl^- 70mmol/L。该患者的酸碱失衡类型为

A. 代谢性碱中毒，失代偿

B. 呼吸性碱中毒，失代偿

C. 呼吸性酸中毒＋代谢性碱中毒

D. 代谢性碱中毒，代偿

E. 呼吸性碱中毒＋代谢性碱中毒

31. 男性，30岁，外伤后急性失血性休克。查体：BP 40/20mmHg，HR 128次/分。输注新鲜全血及库存血共400ml，症状一度改善。此后患者出现呼吸困难，发绀。吸氧后呼吸困难改善不明显。查体：BP 120/60mmHg，R 35次/分。双肺呼吸音清，无啰音，HR 108次/分，未闻及杂音及附加音。最有可能出现的情况是

A. 内脏出血

B. 左心衰竭

C. 吸入性肺炎

D. 肺栓塞

E. ARDS

［B1型题］

A. PaO_2 50mmHg、$PaCO_2$ 33mmHg

B. PaO_2 50mmHg、$PaCO_2$ 58mmHg

C. PaO_2 60mmHg、$PaCO_2$ 35mmHg

D. PaO_2 65mmHg、$PaCO_2$ 48mmHg

E. PaO_2 65mmHg、$PaCO_2$ 34mmHg

32. Ⅰ型呼吸衰竭

33. Ⅱ型呼吸衰竭

A. pH 7.38、$PaCO_2$ 72mmHg、HCO_3^- 45mmol/L

B. pH 7.48、PaO_2 70mmHg、$PaCO_2$ 60mmHg、BE ＋19.0mmol/L

C. pH 7.30、PaO_2 52mmHg、$PaCO_2$ 63mmHg、HCO_3^- 24mmol/L

D. pH 7.48、$PaCO_2$ 30mmHg、BE +2mmol/L

E. pH 7.18、PaO_2 45mmHg、$PaCO_2$ 93mmHg、BE −8mmol/L

34. 呼吸性酸中毒合并代谢性碱中毒
35. 呼吸性酸中毒合并代谢性酸中毒

A. 高压氧疗

B. 间歇给氧

C. 家庭氧疗

D. 持续低流量给氧

E. 呼气末期正压给氧

36. COPD
37. ALI/ARDS

A. 鼻导管吸氧

B. 面罩吸氧

C. 高压氧舱

D. 无创通气

E. 有创通气

下列情况最常采用的氧疗方式为：

38. COPD 长期氧疗
39. CO 中毒
40. OSAHS

A. 呼吸性酸中毒合并代谢性碱中毒

B. 代谢性碱中毒

C. 呼吸性碱中毒

D. 呼吸性碱中毒合并代谢性酸中毒

E. 呼吸性酸中毒

上述典型酸碱失衡分别见于：

41. COPD
42. Ⅱ型呼吸衰竭患者机械通气后 $PaCO_2$ 由 85mmHg 迅速降至 38mmHg
43. 重症肺炎合并感染中毒性休克
44. ARDS 早期

参考答案

［A1 型题］

1. D	2. D	3. C	4. D	5. B	6. B
7. C	8. C	9. B	10. D	11. D	12. C
13. C	14. A	15. E	16. C	17. D	18. D
19. E	20. E	21. E			

［A2 型题］

22. E	23. A	24. B	25. E	26. C	27. A
28. A	29. B	30. C	31. E		

［B1 型题］

32. A	33. B	34. B	35. E	36. D	37. E
38. A	39. C	40. D	41. E	42. B	43. D
44. C					

第三部分

中华医学会呼吸疾病部分诊疗指南问答

一、社区获得性肺炎诊断和治疗指南

1. 社区获得性肺炎的定义是什么？

社区获得性肺炎（CAP）是指在医院外罹患的感染性肺实质（含肺泡壁，即广义上的肺间质）炎症，包括具有明确潜伏期的病原体感染而在入院后潜伏期内发病的肺炎。

2. 社区获得性肺炎的临床诊断依据有哪些？

（1）新近出现的咳嗽、咳痰或原有呼吸道疾病症状加重，并出现脓性痰，伴或不伴胸痛；

（2）发热；

（3）肺实变体征和（或）闻及湿性啰音；

（4）WBC＞ 10×10^9/L 或＜4×10^9/L，伴或不伴细胞核左移；

（5）胸部 X 线检查显示片状、斑片状浸润性阴影或间质性改变，伴或不伴胸腔积液。

以上第（1）～（4）项中任何 1 项加第（5）项，并除外肺结核、肺部肿瘤、非感染性肺间质性疾病、肺水肿、肺不张、肺栓塞、肺嗜酸性粒细胞浸润症及肺血管炎等，可建立临床诊断。

3. 社区获得性肺炎病原体检测标本和方法有哪些？

附表 1-1　社区获得性肺炎主要病原体检测标本和方法

病原体	标本来源	显微镜检查	培养	血清学	其他
需氧菌和兼性厌氧菌	痰液、经纤维支气管镜或人工气道吸引的下呼吸道标本、BALF、经 PSB 采集的下呼吸道标本、血液、胸腔积液、肺活检标本、尿液	革兰染色	＋	－	免疫层析法检测肺炎链球菌尿抗原（针对成人肺炎链球菌感染的快速诊断方法）

续表

病原体	标本来源	显微镜检查	培养	血清学	其他
厌氧菌	经纤维支气管镜或人工气道吸引的下呼吸道标本、BALF、经PSB采集的下呼吸道标本、胸腔积液	革兰染色	＋（厌氧）	－	
分枝杆菌	痰液、经纤维支气管镜或人工气道吸引的下呼吸道标本、BALF、经PSB采集的下呼吸道标本、肺活检标本	萋尼染色	＋	＋	PPD试验、组织病理
军团菌属	痰液、肺活检标本、胸腔积液、经纤维支气管镜或人工气道吸引的下呼吸道标本、BALF、经PSB采集的下呼吸道标本、双份血清、尿液	FA（嗜肺军团菌）	＋	IFA、EIA	尿抗原（主要针对嗜肺军团菌Ⅰ型）
衣原体属	鼻咽拭子、双份血清	－	＋（有条件时）	肺炎衣原体MIF、CF、EIA	鼻咽拭子的PCR仅限于临床研究
支原体属	鼻咽拭子、双份血清	－	＋（有条件时）	颗粒凝集、EIA、CF	鼻咽拭子的PCR仅限于临床研究
病毒	鼻腔冲洗液、鼻咽吸引物或拭子、BALF、肺活检标本、血清	FA（流感病毒、呼吸道合胞病毒）	＋（有条件时）	CF、EIA、LA、FA	组织病理（检测病毒）

续表

病原体	标本来源	显微镜检查	培养	血清学	其他
真菌	痰液、经纤维支气管镜或人工气道吸引的下呼吸道标本、BALF、经PSB采集的下呼吸道标本、肺活检标本、血清	KOH浮载剂镜检、HE、GMS染色、黏蛋白卡红染色（隐球菌）	+	1-3-β-D葡聚糖（接合菌、隐球菌除外），ELISA法检测半乳甘露聚糖（适用于曲霉菌）	组织病理
肺孢子菌	导痰、经纤维支气管镜或人工气道吸引的下呼吸道标本、BALF、经PSB采集的下呼吸道标本、肺活检标本	姬姆萨染色、甲苯胺蓝染色、GMS、FA	—	—	组织病理

注：BALF：支气管肺泡灌洗液；PSB：防污染毛刷；PPD：结核菌素纯蛋白衍化物；PCR：聚合酶链反应；FA：荧光抗体染色；IFA：间接荧光抗体法；EIA：酶免疫测定法；KOH：氢氧化钾；HE：苏木精-伊红染色；GMS：Gomori乌洛托品银染色；CF：补体结合试验；MIF：微量免疫荧光试验；LA：乳胶凝集试验；ELISA：酶联免疫吸附试验。当痰培养分离的细菌与大多数痰涂片白细胞中的微生物形态一致时，痰培养的结果将更可靠。尿抗原检测是诊断Ⅰ型嗜肺军团菌感染最迅速有效的方法，常应用EIA法或免疫层析法；+：阳性；—：阴性

4. 社区获得性肺炎痰细菌学检查标本的采集、送检和实验室处理要求有哪些?

痰是最方便且无创伤性的病原学诊断标本，但痰易被口咽部细菌污染。因此痰标本质量的好坏、送检及时与否、实验室质控如何将直接影响细菌的分离率和结果解释，必须加以规范。

（1）采集：尽量在抗生素治疗前采集标本。嘱患者先行漱口，

并指导或辅助其深咳嗽，留取脓性痰送检。无痰患者检查分枝杆菌和肺孢子菌可用高渗盐水雾化吸入导痰。真菌和分枝杆菌检查应收集 3 次清晨痰标本；对于通常细菌，要先将标本进行细胞学筛选。对于厌氧菌、肺孢子菌，采用支气管肺泡灌洗液（BALF）标本进行检查的阳性率可能更高。

（2）送检：尽快送检，不得超过 2h。延迟送检或待处理标本应置于 4℃保存（疑为肺炎链球菌感染不在此列），保存的标本应在 24h 内处理。

（3）实验室处理：挑取脓性部分涂片作革兰染色，镜检筛选合格标本（鳞状上皮细胞＜10 个/低倍视野，多核白细胞＞25 个/低倍视野，或二者比例＜1∶2.5）。

（4）接种培养：将合格标本接种于血琼脂平板和巧克力平板两种培养基，必要时加用选择性培养基或其他培养基。用标准 4 区划线法接种作半定量培养。

5. 采集非典型病原体和病毒感染血清标本的最佳时间是什么时候？

由于非典型肺炎的感染病原体（包括病毒）的临床分离培养仍十分困难，目前仍以血清学诊断为主，采集血清学标本的最佳时间为间隔 2～4 周急性期及恢复期的双份血清标本。

6. 如何判断肺部感染病原的检测结果？

（1）确定：①血或胸液培养到病原菌；②经纤维支气管镜或人工气道吸引的标本培养的病原菌浓度≥10^5 cfu/ ml（半定量培养＋＋），BALF 标本≥10^4 cfu/ml（＋～＋＋），防污染毛刷或防污染 BALF 标本≥10^3 cfu/ ml（＋）；③呼吸道标本培养到肺炎支原体、肺炎衣原体、嗜肺军团菌；④血清肺炎支原体、肺炎衣原体、嗜肺军团菌抗体滴度呈 4 倍或 4 倍以上变化（增高或降低），同时肺炎支原体抗体滴度（补体结合试验）≥1∶64，肺炎衣原体抗体滴度（微量免疫荧光试验）≥1∶32，嗜肺军团菌抗体滴度（间接荧光抗体法）≥1∶128；⑤嗜肺军团菌Ⅰ型尿抗原检测（酶联免疫测定法）阳性；⑥血清流感病毒、呼吸道合胞病毒等抗体滴度呈 4 倍或 4 倍以上变化（增高或降低）；⑦肺炎链球菌尿抗原检测（免疫层析法）阳性（儿童除外）。

（2）有意义：①合格痰标本培养优势菌中度以上生长（≥＋＋＋）；②合格痰标本细菌少量生长，但与涂片镜检结果一致（肺炎链球菌、流感嗜血杆菌、卡他莫拉菌）；③3d内多次培养到相同细菌；④血清肺炎衣原体IgG抗体滴度≥1∶512或IgM抗体滴度≥1∶16（微量免疫荧光法）；⑤血清嗜肺军团菌试管凝集试验抗体滴度升高达1∶320或间接荧光试验IgG抗体≥1∶1024。

（3）无意义：①痰培养有上呼吸道正常菌群的细菌（如草绿色链球菌、表皮葡萄球菌、非致病奈瑟菌、类白喉杆菌等）；②痰培养为多种病原菌少量（＜＋＋＋）生长；③不符合（1）、（2）中的任何一项。

7. 社区获得性肺炎的住院标准有哪些?

社区获得性肺炎患者如果出现以下标准之一，尤其是两种或两种以上条件并存时，建议尽早接受住院治疗：

（1）年龄≥65岁。

（2）存在以下基础疾病或相关因素之一：①慢性阻塞性肺疾病；②糖尿病；③慢性心、肾功能不全；④恶性实体肿瘤或血液病；⑤获得性免疫缺陷综合征（AIDS）；⑥吸入性肺炎或存在容易发生吸入的因素；⑦近1年内曾因CAP住院；⑧精神状态异常；⑨脾切除术后；⑩器官移植术后；⑪慢性酗酒或营养不良；⑫长期应用免疫抑制剂。

（3）存在以下异常体征之一：①呼吸频率≥30次/分；②脉搏≥120次/分；③动脉收缩压＜90mmHg（1mmHg＝0.133kPa）；④体温≥40℃或＜35℃；⑤意识障碍；⑥存在肺外感染病灶如败血症、脑膜炎。

（4）存在以下实验室和影像学异常之一：①WBC＞20×10^9/L或＜4×10^9/L，或中性粒细胞计数＜1×10^9/L；②呼吸空气时PaO_2＜60mmHg、PaO_2/FiO_2＜300，或$PaCO_2$＞50mmHg；③血肌酐（SCr）＞106μmol/L或血尿素氮（BUN）＞7.1mmol/L；④血红蛋白＜90g/L或红细胞比容（HCT）＜30%；⑤血浆白蛋白＜25g/L；⑥有败血症或弥散性血管内凝血（DIC）的证

据，如血培养阳性、代谢性酸中毒、凝血酶原时间（PT）和部分凝血活酶时间（APTT）延长、血小板减少；⑦X线胸片显示病变累及1个肺叶以上，出现空洞，病灶迅速扩散或出现胸腔积液。

8. 重症肺炎诊断标准有哪些?

如果临床上出现下列征象中1项或以上者可诊断为重症肺炎，需密切观察，积极救治，有条件时，建议收住ICU治疗：

（1）意识障碍；

（2）呼吸频率≥30次/分；

（3）PaO_2＜60mmHg，PaO_2/FiO_2＜300，需行机械通气治疗；

（4）动脉收缩压＜90mmHg；

（5）并发脓毒性休克；

（6）X线胸片显示双侧或多肺叶受累，或入院48h内病变扩大≥50%；

（7）少尿：尿量＜20ml/h，或＜80ml/4h，或并发急性肾功能衰竭需要透析治疗。

9. 社区获得性肺炎的初始经验性抗感染治疗建议有哪些?

社区获得性肺炎的初始经验治疗十分重要，可参照附表1-2的原则，结合各地具体的病原体流行病学分布和抗生素耐药状况进行选择。

附表1-2 不同人群CAP患者初始经验性抗感染治疗的建议

不同人群	常见病原体	初始经验性治疗的抗菌药物选择
青壮年、无基础疾病患者	肺炎链球菌、肺炎支原体、流感嗜血杆菌、肺炎衣原体等	（1）青霉素类（青霉素、阿莫西林等）；（2）多西环素；（3）大环内酯类；（4）第一代或第二代头孢菌素；（5）呼吸喹诺酮类（如左旋氧氟沙星、莫昔沙星）

续表

不同人群	常见病原体	初始经验性治疗的抗菌药物选择
老年人或有基础疾病患者	肺炎链球菌、流感嗜血杆菌、需氧革兰阴性杆菌、金黄色葡萄球菌、卡他莫拉菌等	(1) 第二代头孢菌素（头孢呋辛、头孢丙烯、头孢克洛等）单用或联合大环内酯类；(2) β-内酰胺类/β-内酰胺酶抑制剂（如阿莫西林/克拉维酸、氨苄西林/舒巴坦）单用或联合大环内酯类；(3) 呼吸喹诺酮类
需入院治疗、但不必收入ICU的患者	肺炎链球菌、流感嗜血杆菌、混合感染（包括厌氧菌）、需氧革兰阴性杆菌、金黄色葡萄球菌、肺炎支原体、肺炎衣原体、呼吸道病毒等	(1) 静脉注射第二代头孢菌素单用或联合静脉注射大环内酯类；(2) 静脉注射呼吸喹诺酮类；(3) 静脉注射β-内酰胺类/β-内酰胺酶抑制剂（如阿莫西林/克拉维酸、氨苄西林/舒巴坦）单用或联合静脉注射大环内酯类；(4) 头孢噻肟、头孢曲松单用或联合静脉注射大环内酯类
需入住ICU的重症患者		
A组：无铜绿假单胞菌感染危险因素	肺炎链球菌、需氧革兰阴性杆菌、嗜肺军团菌、肺炎支原体、流感嗜血杆菌、金黄色葡萄球菌等	(1) 头孢噻肟或头孢曲松联合静脉注射大环内酯类；(2) 静脉注射呼吸喹诺酮类联合氨基糖苷类；(3) 静脉注射β-内酰胺类/β-内酰胺酶抑制剂（如阿莫西林/克拉维酸、氨苄西林/舒巴坦）联合静脉注射大环内酯类；(4) 厄他培南联合静脉注射大环内酯类
B组：有铜绿假单胞菌感染危险因素	A组常见病原体＋铜绿假单胞菌	(1) 具有抗铜绿假单胞菌活性的β-内酰胺类抗生素（如头孢他啶、头孢吡肟、哌拉西林/他唑巴坦、头孢哌酮/舒巴坦、亚胺培南、美罗培南等）联合静脉注射大环内酯类，必要时还可以同时联用氨基糖苷类；(2) 具有抗铜绿假单胞菌活性的β-内酰胺类抗生素联合静脉注射呼吸喹诺酮类；(3) 静脉注射环丙沙星或左旋氧氟沙星联合氨基糖苷类

10. 对社区获得性肺炎选择抗生素治疗时应注意哪些方面?

（1）对于既往健康的轻症且胃肠道功能正常的患者应尽量推荐用生物利用度良好的口服抗感染药物治疗。

（2）我国成人CAP致病肺炎链球菌对青霉素的不敏感率（包括中介与耐药）在20%左右，青霉素中介水平（MIC 0.1～1.0mg/L）耐药肺炎链球菌肺炎仍可选择青霉素，但需提高剂量，如青霉素G 240万U静脉滴注，每4～6h一次。高水平耐药或存在耐药高危险因素时应选择头孢曲松、头孢噻肟、厄他培南、呼吸喹诺酮类或万古霉素。

（3）我国肺炎链球菌对大环内酯类耐药率普遍在60%以上，且多呈高水平耐药，因此，在怀疑为肺炎链球菌所致CAP时不宜单独应用大环内酯类，但大环内酯类对非典型致病原仍有良好疗效。

（4）支气管扩张症并发肺炎，铜绿假单胞菌是常见病原体，经验性治疗药物选择应兼顾及此。除上述推荐药物外，亦有人提倡联合喹诺酮类或大环内酯类，因认为此类药物易穿透或破坏细菌的生物被膜。

（5）疑有吸入因素时应优先选择氨苄西林/舒巴坦钠、阿莫西林/克拉维酸等有抗厌氧菌作用的药物，或联合应用甲硝唑、克林霉素等，也可选用莫昔沙星等对厌氧菌有效的呼吸喹诺酮类药物。

（6）对怀疑感染流感病毒的患者一般并不推荐联合应用经验性抗病毒治疗，只有对于有典型流感症状（发热、肌痛、全身不适和呼吸道症状）、发病时间＜2d的高危患者及处于流感流行期时，才考虑联合应用抗病毒治疗。

（7）对于危及生命的重症肺炎，建议早期采用广谱强效的抗菌药物治疗，待病情稳定后可根据病原学进行针对性治疗，或降阶梯治疗。抗生素治疗要尽早开始，首剂抗生素治疗争取在诊断CAP后4h内使用，以提高疗效，降低病死率，缩短住院时间。

（8）抗感染治疗一般可于热退和主要呼吸道症状明显改善后3～5d停药，但疗程视不同病原体、病情严重程度而异，不宜将肺部阴影完全吸收作为停用抗菌药物的指征。对于普通细菌性感染，如肺炎链球菌，用药至患者热退后 72h 即可；对于金黄色葡萄球菌、铜绿假单胞菌、克雷白杆菌属或厌氧菌等容易导致肺组织坏死的致病菌所致的感染，建议抗菌药物疗程≥2 周。对于非典型病原体，疗程应略长，如肺炎支原体、肺炎衣原体感染的建议疗程为 10～14d，军团菌属感染的疗程建议为 10～21d。

（9）重症肺炎除有效抗感染治疗外，营养支持治疗和呼吸道分泌物引流亦十分重要。

11. 如何评价社区获得性肺炎患者的初始治疗疗效？

（1）初始治疗后 48～72h 应对病情和诊断进行评价。有效治疗反应首先表现为体温下降，呼吸道症状亦可以有改善，白细胞恢复和 X 线胸片病灶吸收一般出现较迟。凡症状明显改善，不一定考虑痰病原学检查结果如何，仍可维持原有治疗。症状显著改善后，胃肠外给药者可改用同类或抗菌谱相近或对致病原敏感的制剂口服给药，采用序贯治疗。

（2）初始治疗 72h 后症状无改善或一度改善又恶化，视为治疗无效，其常见原因和处理如下：① 药物未能覆盖致病菌或细菌耐药，结合实验室痰培养结果并评价其意义，审慎调整抗感染药物，并重复病原学检查。② 特殊病原体感染，如分枝杆菌、真菌、肺孢子菌、包括 SARS 和人禽流感在内的病毒或地方性感染性疾病。应重新对有关资料进行分析并进行相应检查，包括对通常细菌的进一步检测，必要时采用侵袭性检查技术，明确病原学诊断并调整治疗方案。③ 出现并发症（脓胸、迁徙性病灶等）或存在影响疗效的宿主因素（如免疫损害），应进一步检查和确认，进行相应处理。④ CAP 诊断有误时，应重新核实 CAP 的诊断，明确是否为非感染性疾病。

12. 社区获得性肺炎好转的出院标准有哪些？

经有效治疗后，患者病情明显好转，同时满足以下 6 项标准时，可以出院（原有基础疾病可影响到以下标准判断者除外）：（1）体温正常超过 24h；（2）平静时心率≤100 次/分；（3）平静时呼吸

≤24 次/分；（4）收缩压≥90mmHg；（5）不吸氧情况下，动脉血氧饱和度正常；（6）可以接受口服药物治疗，无精神障碍等情况。

中华结核和呼吸杂志 2006；29（10）：651－655

二、医院获得性肺炎诊断和治疗指南（草案）

1. 医院获得性肺炎或医院内肺炎的定义是什么？

医院获得性肺炎（hospital acquired pneumonia，HAP）或医院内肺炎（nosocomial pneumonia，NP）是指患者入院时不存在、也不处于感染潜伏期，而于入院 48h 后在医院（包括老年护理院、康复院）内发生的肺炎。HAP 最常见和最严重的类型是呼吸机相关肺炎（vantilator-associated pneumonia，VAP）。发病时间小于 5d 为早发性医院获得性肺炎，发病时间在入院后 5d 以上（≥5d）者为晚发性 HAP。

2. 呼吸机相关肺炎的定义是什么？

VAP 是指气管插管/气管切开（人工气道）和机械通气后48～72h 后发生的肺炎，但无创机械通气患者发生的肺炎不属于 VAP，而属于 HAP。

3. HAP 的临床诊断依据有哪些？

（1）入院 48h 后新近出现的咳嗽、咳痰或原有呼吸道疾病症状加重，并出现脓性痰，伴或不伴胸痛；

（2）发热＞38℃；

（3）肺实变体征和（或）闻及湿性啰音；

（4）WBC＞ 10×10^9/L 或＜4×10^9/L，伴或不伴细胞核左移；

（5）胸部 X 线检查显示片状、斑片状浸润性阴影或间质性改变，伴或不伴胸腔积液。

以上第（1）～（4）项中任何 1 项加第（5）项，但临床表现、实验室和影像学所见对 HAP 的诊断特异性甚低，尤其应注意排除肺不张、心力衰竭和肺水肿、基础疾病肺侵犯、药物性肺损伤、肺栓塞和 ARDS 等。粒细胞缺乏、严重脱水患者并发 HAP 时 X 线检查可以阴性，卡氏肺孢子虫肺炎有 10％～20％患者 X 线检查完全正常。

4. HAP 的病原学诊断应注意哪些方面?

(1) HAP 患者除进行呼吸道标本培养外，常规作 2 次以上血培养。

(2) 呼吸道分泌物细菌培养尤需重视半定量培养。HAP 特别是机械通气患者的痰标本（包括下呼吸道标本）病原学检查存在的问题不是假阴性，而是假阳性。培养结果意义的判断需参考细菌浓度。此外，呼吸道分泌物分离到的表皮葡萄球菌、除奴卡菌外的其他革兰阳性细菌、除流感嗜血杆菌外的嗜血杆菌属细菌、微球菌、肠球菌、念珠菌属和厌氧菌临床意义不明确。

(3) 在免疫损害宿主应重视特殊病原体（真菌、卡氏肺孢子虫、分枝杆菌、病毒）的检查。

(4) 为减少上呼吸道菌群污染，在选择性病例应采用侵袭性下呼吸道防污染采样技术。

(5) 在 ICU 内 HAP 患者应进行连续性病原学和耐药性监测，指导临床治疗。

(6) 不动杆菌、金黄色葡萄球菌、铜绿假单胞菌、沙雷菌、肠杆菌属细菌、军团菌、真菌、流感病毒、呼吸道合胞病毒和结核杆菌可以引起 HAP 的暴发性发病，尤应注意监测、追溯感染源、制定有效控制措施。

5. 发生 HAP 有哪些危险因素?

(1) 宿主：老年人、慢性肺部疾病或其他基础疾病、恶性肿瘤、免疫受损、昏迷、吸入、近期呼吸道感染等。

(2) 医源性：长期住院特别是久住 ICU、人工气道和机械通气、长期经鼻留置胃管、胸腹部手术、先期抗生素治疗、糖皮质激素、细胞毒药物和免疫抑制剂、H_2 受体阻滞剂和制酸剂应用者。

(3) 危险因素与病原学分布的相关性：金黄色葡萄球菌感染常见于昏迷、头部创伤、近期流感病毒感染、糖尿病、肾衰竭；铜绿假单胞菌感染常见于长期在 ICU 治疗、长期应用糖皮质激素、先期抗生素应用、支气管扩张症、粒细胞缺乏、晚期 AIDS；军团菌感染常见于应用糖皮质激素、地方性或流行性因素；厌氧菌感染可见于腹部手术或明显吸入。

6. 如何评价 HAP 病情的严重性？

轻、中症：一般状态较好，早发性发病（入院≤5d、机械通气≤4d），无高危因素，生命体征稳定，器官功能无明显异常。

重症：同 CAP。晚发性发病（入院>5d、机械通气>4d）和存在高危因素者，即使不完全符合重症肺炎规定标准，亦视为重症。

7. HAP 的治疗原则有哪些？

（1）及时开始经验性抗菌治疗，常需在开始或更换抗菌药物治疗前采集病原学诊断标本，立即送检，并应尽早（1h 之内）开始经验性抗菌治疗，避免延误或漏治。

（2）区别早发与晚发及有无多耐药菌感染的危险因素，正确选择抗菌药物。

（3）尽早将经验性治疗转为特异性靶向抗菌治疗。

（4）结合临床正确评价呼吸道标本所分离病原体的临床意义。

（5）结合患者的免疫状态，调整单一或联合使用抗菌药物的策略。

（6）按照抗菌药物的药动学/药效学原则选择药物以及给药方案，包括剂量、途径和给药次数等。

（7）根据感染病原菌和治疗反应确定抗菌治疗的合理疗程。

8. 轻、中症 HAP 常见的感染细菌和经验性抗菌选择的特点有哪些？

常见感染的病原体：肠杆菌科细菌、流感嗜血杆菌、肺炎链球菌、甲氧西林敏感金黄色葡萄球菌（MSSA）等。

抗菌药物的选择：第二、三代头孢菌素（不必包括具有抗铜绿假单胞菌活性者）、β-内酰胺类/β-内酰胺酶抑制剂；青霉素过敏者选用氟喹诺酮类或克林霉素联合大环内酯类等。

9. 重症 HAP 常见的感染细菌和经验性抗菌选择的特点有哪些？

常见感染的病原体：铜绿假单胞菌、耐甲氧西林金黄色葡萄球菌（MRSA）、不动杆菌、肠杆菌属细菌、厌氧菌。

抗菌药物的选择：喹诺酮类或氨基糖苷类联合下列药物之一：①抗铜绿假单胞菌β-内酰胺类如头孢他啶、头孢哌酮、哌拉西林、替卡西林、美洛西林等；②广谱β-内酰胺类/β-内酰胺酶抑制剂（替卡西林/克拉维酸、头孢哌酮/舒巴坦钠、哌拉西林/他唑巴坦）；③碳青霉烯类（如亚胺培南）；④必要时联合（去甲）万古霉素、替考拉宁或利奈唑胺针对MRSA治疗；⑤当估计真菌感染可能性大时应选用有效抗真菌药物。

10. 如何确定HAP抗菌治疗的疗程？

应个体化。其长短取决于感染的病原体、严重程度、基础疾病及临床治疗反应等。以下是一般的建议疗程：

流感嗜血杆菌10～14d，肠杆菌科细菌、不动杆菌14～21d，铜绿假单胞菌21～28d，金黄色葡萄球菌21～28d，其中MRSA可适当延长疗程。卡氏肺孢子虫14～21d，军团菌、支原体及衣原体14～21d。

11. HAP抗菌治疗无效常见原因有哪些？

（1）诊断不可靠：非感染性原因、病原学诊断不明或评估错误。

（2）病原体清除困难：耐药、呼吸道药物浓度不足（药物或解剖因素）、感染的肺外扩散、呼吸机有关污染源持续存在、宿主免疫防御机制损害。

（3）二重感染或肺外扩散。

（4）因药物不良反应，用药受限。

（5）系统性炎症反应被激发，肺损伤甚至多器官功能衰竭。

中华结核和呼吸杂志 1999；22（4）：201-203

三、支气管哮喘防治指南

1. 支气管哮喘的定义是什么?

支气管哮喘（简称哮喘）是由多种细胞（如嗜酸性粒细胞、肥大细胞、T淋巴细胞、中性粒细胞、气道上皮细胞等）和细胞组分（cellular elements）参与的气道慢性炎症性疾患。这种慢性炎症导致气道高反应性的增加，通常出现广泛多变的可逆性气流受限，并引起反复发作性的喘息、气急、胸闷或咳嗽等症状，常在夜间和（或）清晨发作、加剧，多数患者可自行缓解或经治疗缓解。

2. 支气管哮喘的诊断标准有哪些?

（1）反复发作喘息、气急、胸闷或咳嗽，多与接触变应原、冷空气、物理性刺激、化学性刺激、病毒性上呼吸道感染、运动等有关。

（2）发作时在双肺可闻及散在或弥漫性，以呼气相为主的哮鸣音，呼气相延长。

（3）上述症状可经治疗缓解或自行缓解。

（4）除外其他疾病所引起的喘息、气急、胸闷和咳嗽。

（5）临床表现不典型者（如无明显喘息或体征）应至少具备以下一项试验阳性：①支气管激发试验或运动试验阳性；②支气管舒张试验阳性［第一秒用力呼气容积（FEV_1）增加15%以上，且FEV_1增加绝对值>200ml］；③最大呼气流量（PEF）日内变异率或昼夜波动率≥20%。

符合第（1）～（4）条或第（4）、（5）条者，可以诊断为支气管哮喘。

3. 支气管哮喘如何分期?

根据临床表现哮喘可分为急性发作期（exacerbation）、慢性持续期（persistent）和缓解期。慢性持续期是指在相当长的时间内，每周均不同频度和（或）不同程度地出现症状（喘息、气急、胸闷、咳嗽等）；缓解期系指经过治疗或未经治疗症状、体征消失，肺功能恢复到急性发作前水平，并维持4周以上。

4. 支气管哮喘病情严重程度分级包括哪些内容？

支气管哮喘患者的病情严重程度分级包括：(1) 急性发作时病情严重程度的分级；(2) 治疗前哮喘病情严重程度的分级；(3) 治疗期间哮喘病情严重程度的分级三部分内容。

5. 支气管哮喘急性发作的定义是什么？

哮喘急性发作是指喘息、气急、咳嗽、胸闷等症状突然发生，或原有症状急剧加重，常有呼吸困难，以呼气流量降低为其特征，常因接触变应原等刺激物或治疗不当等所致。其程度轻重不一，病情加重可在数小时或数天内出现，偶尔可在数分钟内危及生命，故应对病情做出正确评估，以便给予及时有效的紧急治疗。

6. 如何评估支气管哮喘急性发作时病情严重程度？

支气管哮喘急性发作时病情严重程度的分级按病情的轻重程度分为轻、中、重和危重等四个级别，见附表3-1。

附表3-1　哮喘急性发作时病情严重程度的分级

临床特点	轻　度	中　度	重　度	危　重
气短	步行、上楼时	稍事活动	休息时	
体位	可平卧	喜坐位	端坐呼吸	
讲话方式	连续成句	单词	单字	不能讲话
精神状态	可有焦虑，尚安静	时有焦虑或烦躁	常有焦虑、烦躁	嗜睡或意识模糊
出汗	无	有	大汗淋漓	
呼吸频率	轻度增加	增加	常>30次/分	
辅助呼吸肌活动及三凹征	常无	可有	常有	胸腹矛盾运动
哮鸣音	散在，呼吸末期	响亮、弥漫	响亮、弥漫	减弱，乃至无

续表

临床特点	轻 度	中 度	重 度	危 重
脉率（次/分）	<100	100～120	>120	脉率变慢或不规则
奇脉	无，<10mmHg	可有，10～25mmHg	常有，>25mmHg	无，提示呼吸肌疲劳
使用 β_2 受体激动剂后 PEF 预计值或个人最佳值%	>80%	60%～80%	<60%或<100L/min 或作用时间<2h	
PaO_2（吸空气）(mmHg)	正常	≥60	<60	
$PaCO_2$（mmHg）	< 45	≤45	> 45	
SaO_2（吸空气）	>95%	91%～95%	≤90%	
pH				降低

7. 如何在治疗前评估支气管哮喘病情的严重程度？

为了能够准确评估哮喘患者的病情，制定合理的治疗方案，在实施治疗前应结合其病程和症状对其整体病情分级进行评估，包括新发生的哮喘患者和既往已诊断为哮喘而长时间未应用药物治疗的患者。见附表 3－2。

附表 3－2 治疗前哮喘病情严重程度的分级

分 级	临床特点
间歇状态（第 1 级）	症状<每周 1 次； 短暂出现； 夜间哮喘症状≤每个月 2 次； FEV_1 占预计值%≥80%或 PEF≥80%个人最佳值，PEF 或 FEV_1 变异率<20%

续表

分 级	临床特点
轻度持续 （第 2 级）	症状≥每周 1 次，但＜每天 1 次； 可能影响活动和睡眠； 夜间哮喘症状＞每个月 2 次，但＜每周 1 次； FEV_1 占预计值%≥80%或 PEF≥80%个人最佳值，PEF 或 FEV_1 变异率 20%～30%
中度持续 （第 3 级）	每天有症状； 影响活动和睡眠； 夜间哮喘症状≥每周 1 次； FEV_1 占预计值%为 60%～79%或 PEF 为 60%～79%个人最佳值，PEF 或 FEV_1 变异率＞30%
重度持续 （第 4 级）	每天有症状； 频繁出现； 经常出现夜间哮喘症状； 体力活动受限； FEV_1 占预计值＜60%或 PEF＜ 60%个人最佳值，PEF 或 FEV_1 变异率＞30%

8. 如何评估治疗期间支气管哮喘病情的严重程度？

支气管哮喘患者在规范化分级治疗期间，根据临床表现和目前每天治疗方案的级别综合判断其病情严重程度分级。例如，患者目前的治疗级别是按照轻度持续（第 2 级）的治疗方案，经过治疗后患者目前的症状和肺功能仍为轻度持续（第 2 级），说明目前的治疗级别不足以控制病情，应该升级治疗，因此，病情严重程度的分级应为中度持续（第 3 级）。区分治疗前和规范化分级治疗期间的病情严重程度分级，目的在于避免在临床诊治过程中对哮喘病情的低估，并指导正确使用升降级治疗，见附表 3－3。

附表 3-3　治疗期间哮喘病情严重程度的分级

目前患者的症状和肺功能	原设定的治疗级别		
	间歇状态（第 1 级）	轻度持续（第 2 级）	中度持续（第 3 级）
间歇状态（第 1 级）	间歇状态	轻度持续	中度持续
轻度持续（第 2 级）	轻度持续	中度持续	重度持续
中度持续（第 3 级）	中度持续	重度持续	重度持续
重度持续（第 4 级）	重度持续	重度持续	重度持续

9. 糖皮质激素的作用机制有哪些?

糖皮质激素（简称激素）是最有效的抗变态反应炎症的药物。其主要的作用机制包括干扰花生四烯酸代谢，减少白三烯和前列腺素的合成；抑制嗜酸性粒细胞的趋化与活化；抑制细胞因子的合成；减少微血管渗漏；增加细胞膜上 β_2受体的合成等。

10. 吸入性糖皮质激素有哪些剂型？其各自有哪些特点?

吸入性糖皮质激素是长期治疗持续性哮喘的首选药物。其剂型包括气雾剂、干粉吸入剂和溶液剂型等 3 种。

（1）气雾剂：目前我国临床上常用的糖皮质激素有 3 种。其每天剂量高低和互换关系见附表 3-4。

附表 3-4　常用吸入性糖皮质激素的每天剂量高低与互换关系

药　物	低剂量（μg）	中剂量（μg）	高剂量（mg）
倍氯米松	200～500	500～1000	＞1000
布地奈德	200～400	400～800	＞800
丙酸氟替卡松	100～250	250～500	＞500

（2）干粉吸入剂：包括倍氯米松碟剂、布地奈德都保、丙酸氟替卡松碟剂等。一般而言，使用干粉吸入装置比普通定量气雾剂方

便，吸入下呼吸道的药物量较多。糖皮质激素气雾剂和干粉吸入剂通常需连续、规律地吸入1周后方能奏效。

（3）溶液：布地奈德溶液经以压缩空气或高流量氧气为动力的射流装置雾化吸入，对患者吸气配合的要求不高，起效较快，适用于哮喘急性发作时的治疗。

11. 应用口服糖皮质激素的指征有哪些？

急性发作病情较重的哮喘或重度持续（4级）哮喘吸入大剂量激素治疗无效的患者应早期口服糖皮质激素，以防止病情恶化。一般使用半衰期较短的糖皮质激素，如泼尼松、泼尼松龙或甲泼尼龙等。对于糖皮质激素依赖型哮喘，可采用每天或隔天清晨顿服给药的方式，以减少外源性激素对垂体-肾上腺轴的抑制作用。泼尼松的维持剂量最好每天≤10mg。对于伴有结核病、寄生虫感染、骨质疏松、青光眼、糖尿病、严重忧郁或消化性溃疡的哮喘患者，全身给予糖皮质激素治疗时应慎重，并应密切随访。

12. 应用静脉糖皮质激素的指征有哪些？

严重急性哮喘发作时，应经静脉及时给予大剂量琥珀酸氢化可的松（400～1000mg/d）或甲泼尼龙（80～160mg/d）。无糖皮质激素依赖倾向者，可在短期（3～5d）内停药；有激素依赖倾向者应延长给药时间，控制哮喘症状后改为口服给药，并逐步减少激素用量。地塞米松抗炎作用较强，但由于血浆和组织中半衰期长，对垂体-肾上腺轴的抑制时间长，应尽量避免使用或短时间使用。

13. β_2受体激动剂的药理作用机制有哪些？

β_2受体激动剂通过对气道平滑肌和肥大细胞膜表面的β_2受体的兴奋，舒张气道平滑肌、减少肥大细胞和嗜碱性粒细胞脱颗粒和介质的释放、降低微血管的通透性、增加气道上皮纤毛的摆动等，缓解哮喘症状。

14. β_2受体激动剂有哪些类型？

β_2受体激动剂分为短效（作用维持4～6h）和长效（维持12h）两种剂型。后者又可分为速效（数分钟起效）和缓慢起效（半小时起效）两种。见附表3-5。

附表3-5 β_2受体激动剂的分类

起效时间	作用维持时间	
	短效	长效
速效	沙丁胺醇 特布他林 丙卡特罗 非诺特罗	福莫特罗
慢效		沙美特罗

15. 短效β_2受体激动剂的类型和特点有哪些？

短效β_2受体激动剂常用的药物有沙丁胺醇和特布他林等，包括吸入、口服和静脉3种剂型。

（1）吸入型：可供吸入的短效β_2受体激动剂包括气雾剂、干粉剂和溶液等。这类药物松弛气道平滑肌作用强，通常在数分钟内起效，疗效可维持数小时，是缓解轻至中度急性哮喘症状的首选药物，也可用于运动性哮喘的预防。如每次吸入沙丁胺醇100～200μg或特布他林250～500μg，必要时每20min重复一次。1h后疗效不满意者，应向医生咨询或去看急诊。这类药物应按需间歇使用，不宜长期、单一使用，也不宜过量应用，否则可引起骨骼肌震颤、低血钾、心律不齐等不良反应。压力型定量手控气雾剂（pMDI）和干粉吸入装置吸入短效β_2受体激动剂不适用于重度哮喘发作；其溶液（如沙丁胺醇、特布他林、非诺特罗及其复方制剂）经雾化泵吸入适用于轻至重度哮喘发作。

（2）口服剂型：如沙丁胺醇、特布他林、丙卡特罗片等，通常在服药后 15～30min 起效，疗效维持 4～6h。如沙丁胺醇 2～4mg，特布他林 1.25～2.5mg，每天 3 次；丙卡特罗 25～50μg，每天 2 次。使用虽较方便，但心悸、骨骼肌震颤等不良反应比吸入给药时明显。缓释剂型和控释剂型的平喘作用维持时间可达 8～12h，特布他林的前体药班布特罗的作用可维持 24h，可减少用药次数，适用于夜间哮喘患者的预防和治疗。长期、单一应用 β_2 受体激动剂可造成细胞膜 β_2 受体的向下调节，表现为临床耐药现象，故应予避免。

（3）注射：虽然平喘作用较为迅速，但因全身不良反应的发生率较高，已较少使用。

16. 长效 β_2 受体激动剂的类型和特点是什么？

长效 β_2 受体激动剂的分子结构中具有较长的侧链，因此具有较强的脂溶性和对 β_2 受体较高的选择性。其舒张支气管平滑肌的作用可维持 12h 以上。适用于哮喘（尤其是夜间哮喘和运动诱发哮喘）的预防和持续期的治疗。福莫特罗因起效迅速，可按需用于哮喘急性发作时的治疗。目前在我国上市的吸入型长效 β_2 受体激动剂有两种。

沙美特罗：经气雾剂或碟剂装置给药，给药后 30min 起效，平喘作用维持 12h 以上。推荐剂量 50μg，每天 2 次吸入。

福莫特罗：经都保装置给药，给药后 3～5min 起效，平喘作用维持 8～12h 以上。平喘作用具有一定的剂量依赖性，推荐剂量 4.5～9μg，每天 2 次吸入。

17. 茶碱类治疗支气管哮喘的作用机制有哪些？

茶碱类药物具有舒张支气管平滑肌作用，低浓度茶碱具有抗炎和免疫调节作用，除此之外，还有强心、利尿、扩张冠状动脉、兴奋呼吸中枢和呼吸肌等作用。

18. 茶碱类治疗支气管哮喘的剂型有哪些？

治疗支气管哮喘的茶碱有口服和静脉两种剂型。

口服剂型：有氨茶碱和控（缓）释型茶碱两种。用于轻至中度哮喘发作和维持治疗。一般剂量为每天6～10mg/kg。控（缓）释型茶碱口服后昼夜血药浓度平稳，平喘作用可维持12～24h，尤适用于夜间哮喘症状的控制。茶碱与糖皮质激素和抗胆碱药物联合应用具有协同作用。但本品与β_2受体激动剂联合应用时，易出现心率增快和心律失常，应慎用并适当减少剂量。

静脉剂型：氨茶碱静脉应用时，应加入葡萄糖溶液中缓慢静脉注射［注射速度不宜超过0.25 mg/（kg·min）］或静脉滴注，适用于哮喘急性发作且近24h内未用过茶碱类药物的患者。负荷剂量为4～6mg/kg，维持剂量为0.6～0.8mg/（kg·h）。

多索茶碱的作用与氨茶碱相同，但不良反应较轻。双羟丙茶碱（商品名：喘定）的作用较弱。

19. 茶碱类治疗支气管哮喘过程中应注意哪些方面？

茶碱有效、安全的血药浓度范围在6～15mg/L。由于茶碱的“治疗窗”窄，以及茶碱代谢存在较大的个体差异，可引起心律失常、血压下降，甚至死亡，在有条件的情况下应监测其血药浓度，及时调整浓度和滴速。影响茶碱代谢的因素较多，如发热、妊娠、肝脏疾患、充血性心力衰竭以及合用西咪替丁或喹诺酮类、大环内酯类等药物均可影响茶碱代谢而使其排泄减慢，临床上应予以重视，并酌情调整剂量。

20. 抗胆碱能药物治疗支气管哮喘的作用机制和特点有哪些？

抗胆碱能药物可阻断节后迷走神经传出支，通过降低迷走神经张力而舒张支气管。其舒张支气管的作用比β_2受体激动剂弱，起效也较慢，但长期应用不易产生耐药。本品与β_2受体激动剂联合应用具有协同、互补作用。对有吸烟史的老年哮喘患者较为适宜，对老年人的疗效不低于年轻人，但对妊娠早期妇女和患有青光眼或前列腺肥大的患者应慎用。

21. 治疗支气管哮喘的抗胆碱能药物有哪些剂型？

本品有气雾剂和雾化溶液两种剂型。经pMDI吸入溴化异丙托品气雾剂，常用剂量为 40～80μg，每天 3～4 次；经雾化泵吸入溴化异丙托品溶液的常用剂量为 50～125μg，每天 3～4 次。溴化泰乌托品系新近上市的长效抗胆碱能药物，对 M_3受体具有选择性抑制作用，仅需每天 1 次吸入给药。

22. 白三烯调节剂治疗支气管哮喘的作用机制和特点有哪些？

白三烯调节剂包括半胱氨酰白三烯受体拮抗剂和 5－脂氧化酶抑制剂，是一类新的治疗哮喘药物。目前在国内应用主要是半胱氨酰白三烯受体拮抗剂。半胱氨酰白三烯受体拮抗剂通过对气道平滑肌和其他细胞表面白三烯（Cys LT1）受体的拮抗，抑制肥大细胞和嗜酸性粒细胞释放出的半胱氨酰白三烯的致喘和致炎作用，产生轻度支气管舒张和减轻变应原、运动和 SO_2诱发的支气管痉挛等作用，并具有一定程度的抗炎作用。

本品可减轻哮喘症状、改善肺功能、减少哮喘的恶化。但其作用不如吸入型糖皮质激素，也不能取代糖皮质激素。作为联合治疗中的一种药物，本品可减少中至重度哮喘患者每天吸入糖皮质激素的剂量，并可提高吸入糖皮质激素治疗的临床疗效。本品服用方便。尤适用于阿司匹林过敏性哮喘和运动性哮喘患者的治疗。

通常口服给药。扎鲁司特 20mg，每天 2 次；孟鲁司特 10mg，每天 1 次；异丁司特 10mg，每天 2 次。

23. 支气管哮喘患者的治疗目标有哪些？

（1）有效控制急性发作症状并维持最轻的症状，甚至无任何症状；

（2）防止哮喘的加重；

（3）尽可能使肺功能维持在接近正常水平；

（4）保持正常活动（包括运动）的能力；

（5）避免哮喘药物的不良反应；

（6）防止发生不可逆的气流受限；

（7）防止哮喘死亡，降低哮喘病死率。

24. 支气管哮喘控制的标准有哪些?

(1) 最少 (最好没有) 慢性症状，包括夜间症状;

(2) 哮喘发作次数减至最少;

(3) 无需因哮喘而急诊;

(4) 最少 (或最好不需要) 按需使用 β_2 受体激动剂;

(5) 没有活动 (包括运动) 限制;

(6) PEF 昼夜变异率 < 20%;

(7) PEF 正常或接近正常;

(8) 最少或没有药物不良反应。

25. 如何理解支气管哮喘治疗策略?

哮喘治疗方案的选择基于其在治疗人群中的疗效及其安全性。药物治疗可以酌情采取不同的给药途径，包括吸入、口服和肠道外途径 (皮下、肌肉或静脉注射)。吸入给药的主要优点是可以将药物直接送入气道以提高疗效，而避免或使全身不良反应减少到最低程度。哮喘治疗应以患者的病情严重程度为基础，并根据病情控制变化增减 (升级或降级) 的阶梯治疗原则选择治疗药物，见附表 3-6。通常达到哮喘控制并至少维持 3 个月，可试用降级治疗，最终达到使用最少药物维持症状控制。

附表 3-6 哮喘患者长期治疗方案的选择*

严重度	每天控制治疗药物	其他治疗选择△
间歇状态▲ (第 1 级)	不必	
轻度持续 (第 2 级)	吸入糖皮质激素 (≤500μg BDP 或相当剂量其他吸入激素)	缓释茶碱，或色甘酸钠，或白三烯调节剂
中度持续 (第 3 级)	吸入糖皮质激素 (200～1000μg BDP 或相当剂量其他吸入激素)，联合吸入长效 β_2 受体激动剂	吸入糖皮质激素 (500～1000μg BDP 或相当剂量其他吸入激素)，合用缓释茶碱，或

续表

严重度	每天控制治疗药物	其他治疗选择△
		吸入糖皮质激素（500～1000μg BDP或相当剂量其他吸入激素），合用口服长效 β_2 受体激动剂，或 吸入大剂量糖皮质激素（>1000μg BDP或相当剂量其他吸入激素），或 吸入糖皮质激素（500～1000μg BDP或相当剂量其他吸入激素），合用白三烯调节剂
重度持续（第4级）	吸入糖皮质激素（>1000μg BDP或相当剂量其他吸入激素），联合吸入长效 β_2 受体激动剂，需要时可再增加1种或1种以上下列药物，如缓释茶碱、白三烯调节剂、口服长效 β_2 受体激动剂、口服糖皮质激素	

注：* 各级治疗中除了规则的每天控制药物治疗外，需要时可以吸入短效 β_2 受体激动剂以缓解症状。其他可选择的缓解药包括：吸入抗胆碱能药物、口服短效 β_2 受体激动剂、短效茶碱；△根据治疗费用排序；▲间歇状态哮喘，但有严重性发作者，应按中度持续患者处理

26. 支气管哮喘急性发作的治疗策略有哪些？

哮喘急性发作的严重性决定其治疗方案，如果患者对起始治疗的反应差，或症状恶化很快，或患者存在可能发生死亡的高危因素，应按下一个更为严重的级别治疗。哮喘急性发作的医院治疗见附图3-1。

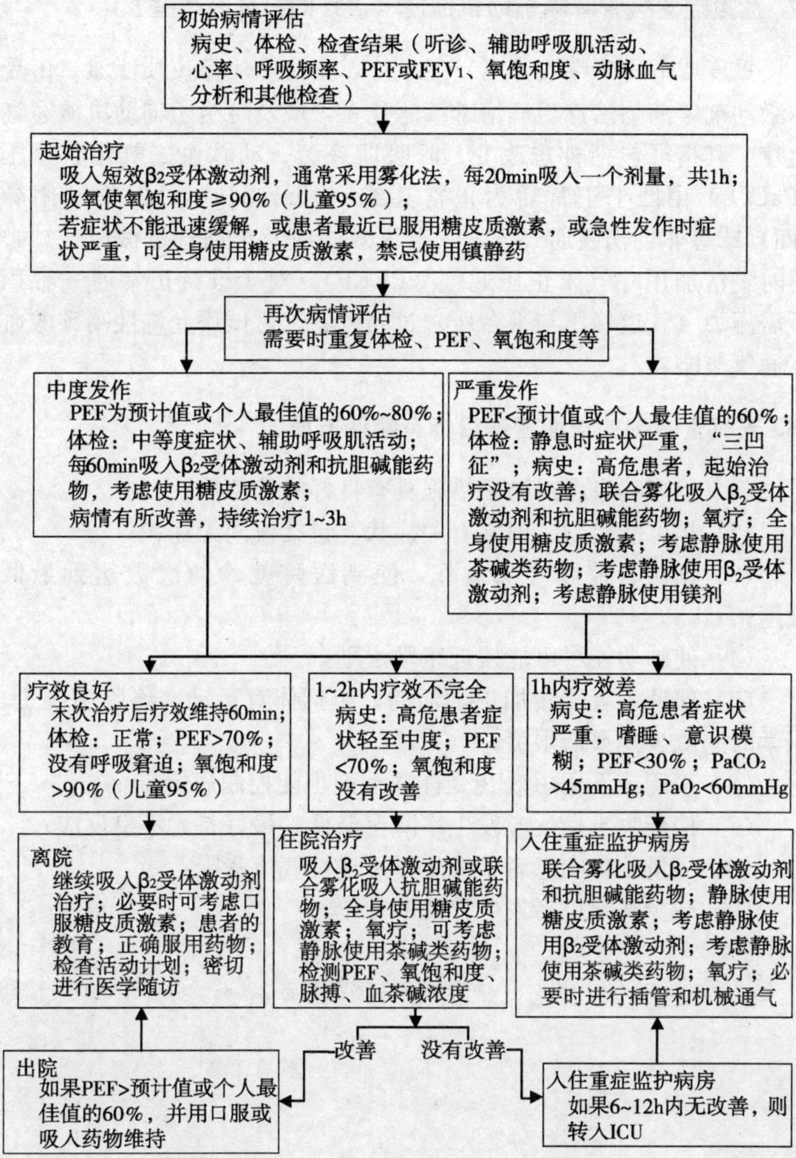

附图 3-1 哮喘急性发作时的医院治疗

27. 危重症支气管哮喘辅助机械通气治疗的指征有哪些?

重度或危重哮喘发作时，经氧疗、全身应用糖皮质激素、β_2受体激动剂等药物治疗后病情继续恶化者，应及时给予辅助机械通气治疗。其指征包括神志改变、呼吸肌疲劳、动脉血二氧化碳分压（$PaCO_2$）由低于正常转为正常甚或＞45mmHg。可以先试用鼻（面）罩等非创伤性通气方式，若无效则应及早插管机械通气。必要时酌情加用呼气末正压通气（PEEP)。对于维持正常通气容积所需压力（气道峰压与平台压）过高患者，可试用允许性高碳酸血症通气策略。

28. 支气管哮喘的长期管理目标有哪些方面?

（1）使哮喘患者对防治措施具有良好的依从性；

（2）尽可能控制、消除有关症状，包括夜间无症状；

（3）预防、控制哮喘发作，使到医院就诊的次数达到最低限度；

（4）使肺功能尽可能接近正常水平；

（5）保证患者能参加正常活动，包括体育运动，将因病误工、误学时间减少到最低限度；

（6）少用或不用短效β_2受体激动剂也能控制病情；

（7）使药物不良反应发生率降至最低，最好是无不良反应；

（8）尽量使哮喘患者不发生不可逆性气流受限；

（9）减少哮喘患者发生猝死的几率。

中华结核和呼吸杂志 2003；26（3）：132－138

四、肺血栓栓塞症的诊断与治疗指南（草案）

1. 肺栓塞、肺梗死、肺血栓栓塞症和静脉血栓栓塞症的定义是什么？

肺栓塞（pulmonary embolism，PE）是以各种栓子阻塞肺动脉系统为其发病原因的一组疾病或临床综合征的总称，包括肺血栓栓塞症、脂肪栓塞综合征、羊水栓塞、空气栓塞等。

肺梗死（pulmonary infarction，PI）是指肺动脉发生栓塞后，其所支配区的肺组织因血流受阻或中断而发生坏死。

肺血栓栓塞症（pulmonary thromboembolism，PTE）为来自静脉系统或右心的血栓阻塞肺动脉或其分支所致疾病，以肺循环和呼吸功能障碍为其主要临床和病理生理特征。

静脉血栓栓塞症（venous thromboembolism，VTE）为静脉血系统内血栓栓塞性疾病，包括 PTE 和深静脉血栓形成（deep-venous thrombosis，DVT），引起 PTE 的血栓主要来源于 DVT，二者实际上是同一疾病在不同部位、不同阶段的表现，PTE 为 DVT 的常见并发症。

2. 发生静脉血栓栓塞症的危险因素有哪些？

PTE 的危险因素同 VTE，包括任何可以导致静脉血液淤滞、静脉系统内皮损伤和血液高凝状态的因素。易发生 VTE 的危险因素包括原发性和继发性两类。原发性危险因素由遗传变异引起，包括 V 因子突变、蛋白 C 缺乏、蛋白 S 缺乏和抗凝血酶缺乏等（附表 4－1），常以反复静脉血栓栓塞为主要临床表现。如 40 岁以下的年轻患者无明显诱因或反复发生 VTE，或呈家族遗传倾向，应注意做相关遗传学检查。继发性危险因素是指后天获得的易发生 VTE 的多种病理生理异常。包括骨折、创伤、手术、恶性肿瘤和口服避孕药等。上述危险因素可以单独存在，也可同时存在、协同作用。年龄可作为独立的危险因素，随着年龄的增长，VTE 的发病率逐渐增高（附表 4－1）。

附表 4-1 发生 VTE 的危险因素

原发性高危因素	继发性高危因素
抗凝血酶缺乏	创伤/骨折：髋部骨折、脊髓损伤
先天性异常纤维蛋白原血症	外科手术后：疝修补术、腹部大手术、冠状动脉搭桥术、中心静脉插管
血栓调节因子异常	脑卒中
高同型半胱氨酸血症	肾病综合征、血液黏滞度增高、血小板异常
抗心磷脂抗体综合征	慢性静脉功能不全、恶性肿瘤静脉内化疗
纤溶酶原激活物抑制因子过量	克罗恩病（Crohn's disease）
凝血酶原 20210 A 基因变异	充血性心力衰竭、急性心肌梗死
Ⅻ因子缺乏	因各种原因的制动/长期卧床
Ⅴ因子 Leiden 突变（活性蛋白 C 抵抗）	长途航空或乘车旅行
纤溶酶原不良血症	口服避孕药
蛋白 S 缺乏	真性红细胞增多症
蛋白 C 缺乏	巨球蛋白血症

3. 肺梗死“三联征”包括哪些？

肺梗死“三联征”是指呼吸困难、胸痛及咯血。

4. 肺栓塞常见的临床表现有哪些？

PTE 的临床症状多种多样，不同病例常有不同的症状组合，但均缺乏特异性。常见的临床表现包括：

（1）呼吸困难及气促（80%～90%）：是最常见的症状，尤以活动后明显；

（2）胸痛：包括胸膜炎性胸痛（40%～70%）或心绞痛样疼痛（4%～12%）；

（3）晕厥（11%～20%）：可为 PTE 的唯一或首发症状；

（4）烦躁不安、惊恐甚至濒死感（55%）；

（5）咯血（11%～30%）：常为小量咯血，大咯血少见；

（6）咳嗽（20%～37%）；

（7）心悸（10%～18%）。

5. 深静脉血栓常见的症状和体征有哪些？

深静脉血栓常见于下肢和盆腔静脉内血栓，以下肢深静脉血栓更为常见。下肢 DVT 主要表现为患肢肿胀、周径增粗、疼痛或压痛、浅静脉扩张、皮肤色素沉着、行走后患肢易疲劳或肿胀加重。约半数或以上的下肢深静脉血栓患者无自觉临床症状和明显体征。

6. 肺栓塞动脉血气分析有哪些特点？

肺栓塞时的动脉血气分析主要表现为低氧血症、低碳酸血症、肺泡-动脉血氧分压差［$P_{(A-a)}O_2$］增大。部分患者的结果可以正常。

7. 肺栓塞时心电图有哪些表现？

大多数 PTE 病例的心电图表现呈非特异性改变。较为多见的表现包括 V_1～V_4 的 T 波改变和 ST 段异常，部分病例可出现 $S_I Q_{III} T_{III}$ 征（即Ⅰ导S波加深，Ⅲ导出现Q/q波及T波倒置）；其他心电图改变包括完全或不完全右束支传导阻滞；肺型 P 波；电轴右偏，顺钟向转位等。心电图改变多在发病后即刻开始出现，以后随病程的发展演变而呈动态变化。观察到心电图的动态改变较之静态异常对于提示 PTE 具有更大意义。

8. 肺栓塞时胸部 X 线有哪些表现？

肺栓塞时胸部 X 线的异常表现缺乏特异性，但可提供疑似 PTE 的线索。可表现为区域性肺血管纹理变细、稀疏或消失，肺野透亮度增加；肺野局部浸润性阴影；尖端指向肺门的楔形阴影；肺不张或膨胀不全；右下肺动脉干增宽或伴截断征；肺动脉段膨隆以及右心室扩大征；患侧横膈抬高；少量至中量胸腔积液征等。但仅凭 X 线胸片并不能确诊或排除 PTE。

9. 肺栓塞时超声心动图有哪些表现?

超声心动图在提示 PTE 诊断和除外其他心血管疾患方面有重要价值。对于严重的 PTE 病例，超声心动图检查可以发现右室壁局部运动幅度降低；右心室和（或）右心房扩大；室间隔左移和运动异常；近端肺动脉扩张；三尖瓣反流速度增快；下腔静脉扩张，吸气时不萎陷。这些征象说明肺动脉高压、右室高负荷和肺源性心脏病，提示或高度怀疑 PTE，但尚不能作为 PTE 的确定诊断标准。检查时应同时注意右心室壁的厚度，如果增厚，提示慢性肺源性心脏病，对于明确该病例存在慢性栓塞过程有重要意义。若在右房或右室发现血栓，同时患者临床表现符合 PTE，可以作出诊断。超声检查偶可因发现肺动脉近端的血栓而确定诊断。

10. 血浆 D-二聚体对诊断肺栓塞的临床价值有哪些?

血浆 D-二聚体是交联纤维蛋白在纤溶系统作用下产生的可溶性降解产物，为一个特异性的纤溶过程标记物。在血栓栓塞时因血栓纤维蛋白溶解使其血中浓度升高。D-二聚体对急性 PTE 诊断的敏感性达 92%～100%，但其特异性较低，仅为 40%～43%。手术、肿瘤、炎症、感染、组织坏死等情况均可使D-二聚体升高。在临床应用中 D-二聚体对急性 PTE 有较大的排除诊断价值，若其含量低于 500μg/L，可基本除外急性 PTE。

11. 肺栓塞时核素肺通气/灌注扫描的特点有哪些?

核素肺通气/灌注扫描是 PTE 重要的诊断方法。典型征象是呈肺段分布的肺灌注缺损，并与通气显像不匹配。但是由于许多疾病可以同时影响患者的肺通气和血流状况，致使通气/灌注扫描在结果判定上较为复杂，需密切结合临床进行判读。一般可将扫描结果分为 3 类：（1）高度可能：其征象为至少一个或更多叶段的局部灌注缺损而该部位通气良好或 X 线胸片无异常；（2）正常或接近正常；（3）非诊断性异常：其征象介于高度可能与正常之间。

12. 螺旋 CT 肺动脉增强对诊断肺栓塞的价值是什么?

螺旋 CT 肺动脉(CTPA)增强能够发现段以上肺动脉内的栓子,是 PTE 的确诊手段之一。PTE 的直接征象为肺动脉内的低密度充盈缺损,部分或完全包围在不透光的血流之间(轨道征),或者呈完全充盈缺损,远端血管不显影(敏感性为 53%~89%,特异性为 78%~100%);间接征象包括肺野楔形密度增高影,条带状的高密度区或盘状肺不张,中心肺动脉扩张及远端血管分支减少或消失等。CT 对亚段 PTE 的诊断价值有限。另外,CT 扫描还可以同时显示肺及肺外的其他胸部疾患。

13. 核磁共振成像对诊断肺栓塞的价值是什么?

核磁共振成像(MRI)对段以上肺动脉内栓子诊断的敏感性和特异性均较高,避免了注射碘造影剂的缺点,与肺血管造影相比,患者更易于接受。适用于碘造影剂过敏的患者。MRI 具有潜在的识别新旧血栓的能力,有可能为将来确定溶栓方案提供依据。

14. 肺动脉造影对诊断肺栓塞的价值是什么?

肺动脉造影为 PTE 诊断的金标准。其敏感性约为 98%,特异性为 95%~98%。PTE 的直接征象有肺血管内造影剂充盈缺损,伴或不伴轨道征的血流阻断;间接征象有肺动脉造影剂流动缓慢,局部低灌注,静脉回流延迟等。如缺乏 PTE 的直接征象,不能诊断 PTE。肺动脉造影是一种有创性检查,发生致命性或严重并发症的可能性分别为 0.1%和 1.5%,应严格掌握其适应证。

15. 诊断深静脉血栓的辅助检查有哪些?

(1)超声技术:通过直接观察血栓、探头压迫观察或挤压远侧肢体试验和多普勒血流探测等技术,可以发现 95%以上的近端下肢静脉内的血栓。静脉不能被压陷或静脉腔内无血流信号为 DVT 的特定征象和诊断依据。对腓静脉和无症状的下肢深静脉血栓,其检查阳性率较低。

（2）MRI：对有症状的急性DVT诊断的敏感性和特异性可达90%～100%，部分研究提示，MRI可用于检测无症状的下肢DVT。MRI在检出盆腔和上肢深静脉血栓方面有优势，但对腓静脉血栓其敏感性不如静脉造影。

（3）肢体阻抗容积图（IPG）：可间接提示静脉血栓形成。对有症状的近端DVT具有很高的敏感性和特异性，对无症状的下肢静脉血栓敏感性低。

（4）放射性核素静脉造影：属无创性DVT检测方法，常与肺灌注扫描联合进行。还适用于对造影剂过敏者。

（5）静脉造影：是诊断DVT的“金标准”，可显示静脉堵塞的部位、范围、程度及侧支循环和静脉功能状态，其诊断敏感性和特异性均接近100%。

16. PTE的临床分型包括哪些？

（1）大面积PTE（massive PTE）：临床上以休克和低血压为主要表现，即体循环动脉收缩压＜90mmHg（1mmHg＝0.133kPa），或较基础值下降幅度≥40mmHg，持续15min以上。须除外新发生的心律失常、低血容量或感染中毒症所致血压下降。

（2）非大面积PTE（non-massive PTE）：不符合以上大面积PTE标准的PTE。

（3）次大面积PTE（submassive PTE）：非大面积PTE患者中，一部分人的超声心动图表现有右心室运动功能减弱或临床上出现心功能不全表现，归为次大面积PTE亚型。

17. 急性PTE的治疗策略包括哪些？

（1）一般处理：对高度疑诊或确诊PTE的患者，应进行严密监护，监测呼吸、心率、血压、静脉压、心电图及血气的变化，对大面积PTE可收入重症监护治疗病房（ICU）；为防止栓子再次脱落，要求绝对卧床，保持大便通畅，避免用力；对于有焦虑和惊恐症状的患者应予安慰并可适当使用镇静剂；胸痛者可予止痛剂；对于发热、咳嗽等症状可给予相应的对症治疗。

（2）呼吸循环支持治疗：对有低氧血症的患者，采用经鼻导管或面罩吸氧。当合并严重的呼吸衰竭时，可使用经鼻（面）罩无创性机械通气或经气管插管行机械通气。应避免做气管切开，以免在抗凝或溶栓过程中局部大量出血。应用机械通气中需注意尽量减少正压通气对循环的不利影响。

（3）血管活性药物：对于出现右心功能不全，心排血量下降，但血压尚正常的病例，可予具有一定肺血管扩张作用和正性肌力作用的多巴酚丁胺和多巴胺；若出现血压下降，可增大剂量或使用其他血管加压药物，如间羟胺、肾上腺素等。对于液体负荷疗法需持审慎态度，因过大的液体负荷可能会加重右室扩张并进而影响心排血量，一般所予负荷量限于500ml之内。

（4）溶栓治疗：溶栓治疗可迅速溶解部分或全部血栓，恢复肺组织再灌注，减小肺动脉阻力，降低肺动脉压，改善右室功能，减少严重PTE患者的病死率和复发率。

（5）抗凝治疗：为PTE和DVT的基本治疗方法，可以有效地防止血栓再形成和复发，同时机体自身纤溶机制溶解已形成的血栓。目前临床上应用的抗凝药物主要有普通肝素（以下简称肝素）、低分子肝素和华法林。

（6）肺动脉血栓摘除术：适用于经积极的保守治疗无效的紧急情况，要求医疗单位有施行手术的条件与经验。患者应符合以下标准：① 大面积PTE，肺动脉主干或主要分支次全堵塞，不合并固定性肺动脉高压者（尽可能通过血管造影确诊）；② 有溶栓禁忌证者；③ 经溶栓和其他积极的内科治疗无效者。

（7）经静脉导管碎解和抽吸血栓：用导管碎解和抽吸肺动脉内巨大血栓或行球囊血管成型，同时还可进行局部小剂量溶栓。

（8）静脉滤器：为防止下肢深静脉大块血栓再次脱落阻塞肺动脉，可于下腔静脉安装滤器。置入滤器后，如无禁忌证，宜长期口服华法林抗凝；定期复查有无滤器上血栓形成。

18. 慢性栓塞性肺动脉高压的治疗策略有哪些？

（1）严重的慢性栓塞性肺动脉高压病例，若阻塞部位处于手术可及的肺动脉近端，可考虑行肺动脉血栓内膜剥脱术。

（2）介入治疗：球囊扩张肺动脉成型术，但经验尚少。

(3) 口服华法林可以防止肺动脉血栓再形成和抑制肺动脉高压进一步发展。使用方法为：3.0～5.0 mg / d，根据国际标准化比率（INR）调整剂量，保持 INR 为 2～3。

(4) 存在反复下肢深静脉血栓脱落者，可放置下腔静脉滤器。

(5) 使用血管扩张剂降低肺动脉压力，治疗心力衰竭。

19. 溶栓治疗的适应证和禁忌证包括哪些?

溶栓治疗的适应证：适用于大面积 PTE 病例，即出现因栓塞所致休克和（或）低血压的病例；对于次大面积 PTE，即血压正常但超声心动图显示右室运动功能减退或临床上出现右心功能不全表现的病例，若无禁忌证可以进行溶栓；对于血压和右室运动均正常的病例不推荐进行溶栓。

溶栓治疗的主要并发症为出血。用药前应充分评估出血的危险性，必要时应配血，做好输血准备。溶栓前宜留置外周静脉套管针，以方便溶栓中取血监测，避免反复穿刺血管。

溶栓治疗的禁忌证包括：（1）绝对禁忌证：活动性内出血；近期自发性颅内出血。（2）相对禁忌证：2 周内的大手术、分娩、器官活检或不能以压迫止血部位的血管穿刺；2 个月内的缺血性卒中；10d 内的胃肠道出血；15d 内的严重创伤；1 个月内的神经外科或眼科手术；难以控制的重度高血压（收缩压＞180mmHg，舒张压＞110mmHg）；近期曾行心肺复苏；血小板计数低于 100×10^{9}/L；妊娠；细菌性心内膜炎；严重肝、肾功能不全；糖尿病出血性视网膜病变；出血性疾病等。对于大面积 PTE，因其对生命的威胁极大，上述绝对禁忌证亦应被视为相对禁忌证。

20. 常用溶栓药物和方案有哪些?

常用的溶栓药物有尿激酶（UK）、链激酶（SK）和重组组织型纤溶酶原激活剂（ rtPA)。三者溶栓效果相仿，临床上可根据条件选用。rtPA 可能对血栓有较快的溶解作用。目前尚未确定完全适用于国人的溶栓药物剂量。以下方案与剂量主要参照欧美的推荐方案，供参考使用。

（1）UK：负荷量 4400IU/ kg，静脉注射 10min，随后以2200 IU/（kg·h）持续静脉滴注 12h；另可考虑 2h 溶栓方案：20 000 IU/kg 持续静脉滴注 2h。

（2）SK：负荷量 250 000IU，静脉注射 30min，随后以 100 000IU/h持续静脉滴注 24h。链激酶具有抗原性，故用药前需肌肉注射苯海拉明或地塞米松，以防止过敏反应。

（3）rtPA：50～100mg 持续静脉滴注 2h。

使用 UK、SK 溶栓期间勿共用肝素。对于 rtPA 溶栓时是否需停用肝素无特殊要求。

溶栓治疗结束后，应每 2～4h 测定一次凝血酶原时间（PT）或活化部分凝血激酶时间（APTT），当其水平低于正常值的 2 倍，即应重新开始规范的肝素治疗。

溶栓后应注意对临床及相关辅助检查情况进行动态观察，评估溶栓疗效。

21. 肝素抗凝的具体治疗方案是什么?

肝素抗凝的推荐用法：2000～5000 IU 或按 80 IU / kg 静脉注射，继之以 18 IU/(kg·h) 持续静脉滴注。在开始治疗后的最初 24h 内每 4～6h 测定 APTT，根据 APTT 调整剂量，尽快使 APTT 达到并维持于正常值的 1.5～2.5 倍。达稳定治疗水平后，改每天上午测定 APTT 一次。使用肝素抗凝务求达有效水平。若抗凝不充分将严重影响疗效并可导致血栓复发率的显著增高，可调整肝素剂量（附表 4-2)。

附表 4-2　根据 APTT 监测结果调整静脉肝素剂量的方法

APTT	初始剂量及调整剂量	下次 APTT 测定的间隔时间（h）
治疗前测基础 APTT	初始剂量：80IU/kg 静脉注射，然后按 18IU/（kg·h）静脉滴注	4～6

续表

APTT	初始剂量及调整剂量	下次 APTT 测定的间隔时间（h）
APTT <35s（<1.2 倍正常值）	予 80IU/kg 静脉注射，然后增加静脉滴注剂量 4IU/（kg·h）	6
APTT 35～45s（1.2～1.5 倍正常值）	予 40IU/kg 静脉注射，然后增加静脉滴注剂量 2IU/（kg·h）	6
APTT 46～70s（1.5～2.3 倍正常值）	无需调整剂量	6
APTT 71～90s（2.3～3.0 倍正常值）	减少静脉滴注剂量 2IU/(kg·h)	6
APTT >90s（>3 倍正常值）	停药 1h，然后减少剂量 3IU/（kg·h）后恢复静脉滴注	6

22. 肝素抗栓活性时的有效血浆浓度是多少？

肝素治疗前常用的监测指标是 APTT。APTT 为一种普通凝血状况的检查，并不总能可靠地反映血浆肝素水平或抗栓活性。若有条件测定血浆肝素水平，使之维持在 0.2～0.4IU/ml（鱼精蛋白硫酸盐测定法）或 0.3～0.6IU/ml（酰胺分解测定法），可能为一种更好的调整肝素治疗的方法。

23. 肝素除了引起凝血障碍外，还有哪些副作用？

肝素除了引起凝血障碍外，还可能引起血小板减少症（heparin-induced thrombocytopenia，HIT)，在使用肝素的第 3～5d 必须复查血小板计数。若较长时间使用肝素，尚应在第 7～10d 和 14d 复查。HIT 很少于肝素治疗的 2 周后出现。若出现血小板迅速或持续降低达 30%以上，或血小板计数<100×10^9/ L，应停用肝素。一般在停用肝素后 10d 内血小板开始逐渐恢复。需注意 HIT 可能会伴发 PTE 和 DVT 的进展或复发。当血栓复发的风险很大

而又必须停用肝素时，可考虑放置下腔静脉滤器，但需警惕滤器处合并下腔静脉血栓。

24. 如何正确使用低分子肝素?

低分子肝素（LMWH）的推荐用法：按体重给药（anti-Ⅹa），IU/kg 或 mg/kg。不同低分子肝素的剂量不同，详见下文，每日1～2 次，皮下注射。对于大多数病例，按体重给药是有效的，不需监测 APTT 和调整剂量，但对过度肥胖者或孕妇宜监测血浆抗Ⅹa 因子活性（plasma anti-Ⅹa activity）并据此调整剂量。

各种低分子肝素的具体用法：

alteparin 钠：200 anti-Ⅹa IU/kg 皮下注射，每日 1 次。单次剂量不超过 18 000IU。

enoxaparin 钠：1mg/kg 皮下注射，12h 1 次，或 1.5mg/kg 皮下注射，每日 1 次。单次剂量不超过 180mg。

nadroparin 钙：86 anti-Ⅹa IU/kg 皮下注射，12h 1 次，连用 10d；或 171 anti-Ⅹa IU/kg 皮下注射，每日 1 次。单次剂量不超过 17 100IU。

tinzaparin 钠：175 anti-Ⅹa IU/kg 皮下注射，每日 1 次。

25. 低分子肝素能否引起 HIT?

低分子肝素引起出血和 HIT 的发生率低。除无需常规监测 APTT 外，在应用低分子肝素的前 5～7d 内亦无需监测血小板数量。当疗程长于 7d 时，需每隔 2～3d 检查血小板计数。

低分子肝素由肾清除，对于肾功能不全，特别是肌酐清除率低于 30ml/min 的病例须慎用。若应用需减量并监测血浆抗Ⅹa 因子活性。

肝素或低分子肝素须至少应用 5d，直到临床情况平稳。对大面积 PTE 或髂股静脉血栓，肝素约需用至 10d 或更长。

26. 华法林治疗肺栓塞的抗凝方案和注意事项有哪些?

可在肝素/低分子肝素开始应用后的第 1～3d 加用口服抗凝剂华法林。初始剂量为 3.0～5.0mg/d。由于华法林需要数天才能发挥全部作用，因此与肝素/低分子肝素需至少重叠应用4～5d，当连续2d测定的国际标准化比率（INR）达到2.5（2.0～3.0）时，或PT延长至1.5～2.5倍时，即可停止使用肝素/低分子肝素，单独口服华法林治疗。应根据INR或PT调节华法林的剂量。在达到治疗水平前，应每日测定INR，其后2周每周监测2～3次，以后根据INR的稳定情况每周监测1次或更少。若行长期治疗，约每4周测定INR并调整华法林剂量1次。

抗凝治疗的持续时间因人而异。一般口服华法林的疗程至少为3～6个月。部分病例的危险因素短期可以消除，例如服雌激素或临时制动，疗程可能为3个月即可；对于栓子来源不明的首发病例，需至少给予6个月的抗凝；对复发性VTE、合并肺心病或危险因素长期存在者，如癌症患者、抗心磷脂抗体综合征、抗凝血酶Ⅲ缺乏、易栓症等，抗凝治疗的时间应延长，达12个月或以上，甚至终生抗凝。

妊娠的前3个月和最后6周禁用华法林，可用肝素或低分子量肝素治疗。产后和哺乳期妇女可以服用华法林。育龄妇女服用华法林者需注意避孕。

27. 经静脉导管碎解和抽吸血栓的适应证有哪些？

对于肺动脉主干或主要分支大面积PTE并存在以下情况时可考虑行经静脉导管碎解和抽吸血栓：①溶栓和抗凝治疗禁忌；②经溶栓或积极的内科治疗无效；③缺乏手术条件。

28. 安装下腔静脉滤器的适应证有哪些？

安装下腔静脉滤器的适应证包括：①下肢近端静脉血栓，而抗凝治疗禁忌或有出血并发症；②经充分抗凝而仍反复发生PTE；③伴血流动力学变化的大面积PTE；④近端大块血栓溶栓治疗前；⑤伴有肺动脉高压的慢性反复性PTE；⑥行肺动脉血栓切除术或肺动脉血栓内膜剥脱术的病例。

中华结核和呼吸杂志 2001；24（5）：5-10

五、肺结核诊断和治疗指南

1. 肺结核的临床表现有哪些?

肺结核根据其累及的部位和范围不同在临床上的表现谱较广，约有 20%的活动性肺结核患者也可以无症状或仅有轻微症状。

（1）咳嗽、咳痰 3 周或以上，可伴有咯血、胸痛、呼吸困难等症状。

（2）发热（常午后低热），可伴盗汗、乏力、食欲降低、体重减轻、月经失调。

（3）结核性变态反应：结节性红斑、泡性结膜炎和结核风湿症（Poncet 病）等。

（4）结核菌素（PPD 5IU）皮肤试验：阳性对诊断结核病意义不大，但对未种卡介苗儿童则提示已受结核分枝杆菌感染或体内有活动性结核病。当呈现强阳性时表示机体处于超过敏状态，发病几率高，可作为临床诊断结核病的参考指征。

（5）患肺结核时，肺部体征常不明显。肺部病变较广泛时可有相应体征，有明显空洞或并发支气管扩张时可闻及中小水泡音。康尼峡缩小提示肺尖有病变。

2. 肺结核的胸部 X 线表现有哪些?

肺结核的胸部 X 线表现并无特征性改变，需注意与其他肺部疾病鉴别。常见以下特点：

（1）多发生在肺上叶尖后段、肺下叶背段、后基底段；

（2）病变可局限也可多肺段侵犯；

（3）X 线影像可呈多形态表现（即同时呈现渗出、增殖、纤维和干酪性病变），也可伴有钙化；

（4）易合并空洞；

（5）可伴有支气管播散灶；

（6）可伴胸腔积液、胸膜增厚与粘连；

（7）呈球形病灶时（结核球）直径多在 3cm 以内，周围可有卫星病灶，内侧端可有引流支气管征；

（8）病变吸收慢（1个月以内变化较小）。

3. 结核分枝杆菌的检测方法有哪几种？

结核菌的临床检测方法包括：

（1）直接涂片法，采用萋尼抗酸染色和荧光染色法，简单、快捷，但敏感性不高，涂片阴性不能排除肺结核，连续检查≥3次，可提高其检出率；集菌法阳性率高于直接涂片法。

（2）分离培养法灵敏度高于涂片镜检法，可直接获得菌落，便于与非结核分枝杆菌鉴别，是结核病诊断的金标准。

（3）痰、BALF、胸液结核菌聚合酶链反应（PCR）＋探针检查，可提高检出结核菌的灵敏度和特异性，且省时快速，成为结核病病原学诊断的重要参考。

（4）血清抗结核抗体检查，血清学诊断可成为结核病的快速辅助诊断手段，但由于特异性欠强，敏感性较低，尚需进一步研究。

4. 菌阴肺结核的诊断定义是什么？

菌阴肺结核是指3次痰涂片及1次培养阴性的肺结核，其诊断标准为：

（1）典型肺结核临床症状和胸部X线表现；

（2）抗结核治疗有效；

（3）临床可排除其他非结核性肺部疾患；

（4）PPD（5IU）强阳性，血清抗结核抗体阳性；

（5）痰结核菌PCR＋探针检测呈阳性；

（6）肺外组织病理证实结核病变；

（7）BALF检出抗酸分枝杆菌；

（8）支气管或肺部组织病理证实结核病变。

具备第（1）～（6）中3项或第（7）～（8）条中任何1项可确诊。

5. 哪些情况会出现“不典型肺结核”？

一些特殊人群患肺结核时，可在症状、体征和胸部X线表现及临床经过等诸多方面与一般肺结核患者有许多不同特点，表现“不典型肺结核”，较易延误诊断。常见以下情况：

（1）免疫损害者（指原发免疫缺陷性疾病及接受放化疗和免疫抑制药物治疗患者），由于皮质激素或其他免疫抑制药物和因素的干扰或掩盖，肺结核的症状隐匿或轻微，可缺乏呼吸道症状，也可由于免疫防御机制受损以突发高热起病，病变进展迅速，呈暴发性经过。

（2）免疫损害患者的肺结核，以血行播散型肺结核居多，合并胸膜炎或肺外结核多。X线上“多形性”不明显，以均质性片絮状阴影表现多，可在结核病非好发部位、中下肺叶及上叶前段发生，需和急性肺炎鉴别。

（3）极度免疫功能低下患者可首先出现高热，侵犯肝、脾和淋巴结等全身症状，而肺部X线阴影出现时间明显延长或长时间表现为无典型粟粒样病变的无反应性结核病（暴发性结核性败血症）。

（4）艾滋病合并肺结核时可表现肺门、纵隔淋巴结肿大，中下肺野浸润病变多，类似原发肺结核表现，且有合并胸膜炎与肺外结核多、PPD试验（－）等特点。

（5）糖尿病合并肺结核时X线特点以渗出、干酪为主，可呈大片状、巨块状，易形成空洞，好发于肺门区及中下肺野，病变进展快，应注意与急性肺炎、肺化脓症、肺癌鉴别。

（6）支气管结核所致肺结核多在中下肺野或邻近肺段，由于有支气管狭窄因素存在，常可合并细菌感染致病变表现不典型，易与肺炎混淆，肺不张也常是支气管结核的并发症。

6. 我国对肺结核新的分型有几种类型？

（1）原发型肺结核：为原发结核感染所致的临床病症，包括原发综合征及胸内淋巴结结核。

（2）血行播散型肺结核：包括急性血行播散型肺结核（急性粟粒型肺结核）及亚急性、慢性血行播散型肺结核。

（3）继发型肺结核：是肺结核中的一个主要类型，包括浸润型、纤维空洞型及干酪性肺炎等。

（4）结核性胸膜炎：临床上已排除其他原因引起的胸膜炎。包括结核性干性胸膜炎、结核性渗出性胸膜炎、结核性脓胸。

（5）其他肺外结核：按部位及脏器命名，如骨关节结核、结核性脑膜炎、肾结核、肠结核等。

7. 初治肺结核的定义和治疗方案是什么？

有下列情况之一，称为初治肺结核：① 尚未开始抗结核治疗的患者；② 正进行标准化疗方案用药而未满疗程的患者；③ 不规则化疗未满 1 个月的患者。

初治肺结核的方案：强化期 2 个月/巩固期 4 个月。药名前数字表示用药月数，药名右下方数字表示每周用药次数。常用方案：2S（E）HRZ/4HR；2S（E）HRZ/4H_3R_3；2S_3（E_3）$H_3R_3Z_3$/4H_3R_3；2S（E）HRZ/4HRE；2RIFATER/4RIFINAH（RIFATER：卫非特，RIFINAH：卫非宁）。

初治强化期第 2 个月末痰涂片仍阳性，强化方案可延长 1 个月，总疗程 6 个月不变（巩固期缩短 1 个月）。若第 5 个月痰涂片仍阳性，第 6 个月阴性，巩固期延长 2 个月，总疗程为 8 个月。对粟粒型肺结核（无结核性脑膜炎者）上述方案疗程可适当延长，不采用间歇治疗方案，强化期为 3 个月，巩固期为 HR 方案 6～9 个月，总疗程为 9～12 个月。

菌阴肺结核患者可在上述方案的强化期中删除链霉素或乙胺丁醇。

8. 复治肺结核的定义和治疗方案是什么？

有下列情况之一，称为复治肺结核：①初治失败的患者；②规则用药满疗程后痰菌又复阳的患者；③不规律化疗超过 1 个月的患者；④慢性排菌患者。

复治方案：强化期 3 个月/巩固期 5 个月。常用方案；2SHRZE /1HRZE/5HRE；2SHRZE/1HRZE/5 $H_3R_3E_3$；2$S_3H_3R_3Z_3E_3$/1 $H_3R_3Z_3E_3$/5 $H_3R_3E_3$。

9. 耐多药肺结核的定义和治疗方案是什么？

耐多药肺结核（MDR－TB）是指对至少包括 INH 和 RFP 两

种或两种以上药物产生耐药的结核病，耐多药肺结核必须要有痰结核菌药敏试验结果才能确诊。

耐多药肺结核化疗方案；主张采用每日用药，疗程要延长至21个月为宜，WHO推荐一线和二线抗结核药物可以混合用于治疗MDR-TB，一线药物中除INH和RFP已耐药外，仍可根据敏感情况选用：①SM：标准化疗方案中，只在强化期的2个月使用，儿童、老年人及因注射不方便常以EMB替代，由于SM应用减少，一些地区耐SM病例可能也减少。②PZA：多在标准短程化疗方案强化期中应用，故对该药可能耐药频率低，虽然药敏试验难以证实结核菌对PZA的药物敏感性（因无公认可靠的敏感性检测方法），但目前国际上治疗MDR-TB化疗方案中常使用它。③EMB：抗菌作用与SM相近，结核菌对其耐药频率低。

二线抗结核药物是耐多药肺结核治疗的主药，包括：①氨基糖苷类阿米卡星（AMK）和多肽类卷曲霉素等。②硫胺类：乙硫异烟胺（1314TH）、丙硫异烟胺。③氟喹诺酮类：氧氟沙星（OFLX）和左氟沙星（LVFT），与PZA联用对杀灭巨噬细胞内结核菌有协同作用，长期应用安全性和肝耐受性也较好。④环丝氨酸：对神经系统毒性大，应用范围受到限制。⑤对氨基水杨酸钠：为抑菌药，用于预防其他药物产生耐药性。⑥利福喷汀（RFT）：耐RFP菌株中部分对它仍敏感。⑦异烟肼对氨基水杨酸盐（帕星肼，PSNZ）：是老药，但耐INH菌株中，部分对它敏感，国内常用于治疗MDR-TB。

10. 如何选择抗结核药物的剂量？其常见副作用有哪些？

附表 5-1　常用抗结核药物剂量、副作用

药名	每日剂量 成人 50kg	每日剂量 成人 >50kg	每日剂量 儿童 (mg/kg)	间歇疗法 成人 50kg	间歇疗法 成人 >50kg	主要毒副作用	用法**
异烟肼（INH，H）	0.3	0.3	10～15	0.5	0.6	肝毒性	每日1次顿服
链霉素（SM，S）	0.75	0.75	15～30	0.75	0.75	听力障碍、眩晕、肾功能障碍、过敏反应	每日1次
利福平（RFP，R）	0.45	0.6	10～20	0.6	0.6	肝毒性、胃肠反应、过敏反应	每日1次饭前2h顿服
利福喷汀（RFT，L）				0.45*	0.6*	同利福平	每日1次，饭前或饭后顿服
吡嗪酰胺（PZA，Z）	1.5	1.5	20～30	2.0	2.0	肝毒性、胃肠反应、过敏反应、高尿酸血症	每日1次顿服或分2～3次服用
乙胺丁醇（EBM，E）	0.75	1.0	15～25	1.0	1.2	视力障碍、视野缩小	每日1次顿服
丙硫异烟胺（PTH，TH）	0.75	1.0	10～20			胃肠反应、口感金属味	每日分3次服用
对氨基水杨酸钠(PAS，P)	8.0	8.0	150～250	10	12	肝毒性、胃肠反应、过敏反应	每日分3次服用

续表

药　名	每日剂量			间歇疗法		主要毒副作用	用　法**
	成人		儿童	成人			
	50kg	>50kg	(mg/kg)	50kg	>50kg		
阿米卡星（AMK）	0.4	0.4	10～20	0.4	0.4	同链霉素	每日1次肌注
卷曲霉素（CPM）	0.75	0.75		0.75	0.75	同链霉素、电解质紊乱	每日1次肌注
氧氟沙星（OFLX，O）	0.4	0.6				肝肾毒性、胃肠反应、过敏、光敏反应、中枢神经系统反应、肌腱反应	每日1次或分2～3次
左氧氟沙星（LVFX，V）	0.3	0.3				同氧氟沙星	每日1次或分2～3次
异烟肼对氨基水杨酸盐（帕星肼，PSNZ）	0.6	0.9				同异烟肼	每日分2～3次

注：*每周2次，**间歇疗法指用药日

中华结核和呼吸杂志 2001；24（2）：70－74

六、特发性肺（间质）纤维化诊断和治疗指南（草案）

1. 特发性肺间质纤维化的定义是什么？

特发性肺间质纤维化（IPF）是指原因不明并以普通型间质性肺炎（UIP）为特征性病理改变的一种慢性炎症性间质性肺疾病，主要表现为弥漫性肺泡炎、肺泡单位结构紊乱和肺纤维化。

2. 特发性肺间质纤维化的临床表现有哪些？

（1）发病年龄多在中年以上，男∶女≈2∶1，儿童罕见。

（2）起病隐袭，主要表现为干咳，进行性呼吸困难，活动后明显。

（3）本病少有肺外器官受累，但可出现全身症状，如疲倦、关节痛及体重下降等，发热少见。

（4）50%左右的患者出现杵状指（趾），多数患者双肺下部可闻及 Velcro 啰音。

（5）晚期出现发绀，偶可发生肺动脉高压、肺心病和右心功能不全等。

3. 特发性肺间质纤维化 X 线胸片表现有哪些？

（1）常表现为网状或网状结节影伴肺容积减小，随着病情进展，可出现直径多在 3～15mm 大小的多发性囊状透光影（蜂窝肺）。

（2）病变分布：多为双侧弥漫性，相对对称，单侧分布少见。病变多分布于基底部、周边部或胸膜下区。

（3）少数患者出现症状时，X 线胸片可无异常改变。

4. 特发性肺间质纤维化高分辨 CT 的影像学表现有哪些？

（1）HRCT 扫描有助于评估肺周边部、膈肌部、纵隔和支气管-血管束周围的异常改变，对 IPF 的诊断有重要价值。

（2）可见次小叶细微结构改变，如线状、网状、磨玻璃状阴影。

（3）病变多见于中下肺野周边部，常表现为网状和蜂窝肺，亦可见新月形影、胸膜下线状影和极少量磨玻璃影。多数患者上述影像混合存在。在纤维化严重区域常有牵引性支气管和细支气管扩张和（或）胸膜下蜂窝肺样改变。

5. 特发性肺间质纤维化肺功能有哪些特点？

（1）典型肺功能改变为限制性通气功能障碍，表现为肺总量（TLC）、功能残气量（FRC）和残气量（RV）下降。第一秒用力呼气容积/用力肺活量（FEV_1/ FVC）正常或增加。

（2）单次呼吸法一氧化碳弥散（D_LCO）降低，即在通气功能和肺容积正常时，D_LCO 也可降低。

（3）通气/血流比例失调，PaO_2、$PaCO_2$ 下降，肺泡-动脉血氧分压差［$P_{(A-a)}O_2$］增大。

6. 特发性肺间质纤维化支气管肺泡灌洗液有哪些特点？

（1）支气管肺泡灌洗液（BALF）检测的意义在于缩小间质性肺病（ILD）诊断范围即排除其他肺疾病（如肿瘤、感染、嗜酸性粒细胞肺炎、外源性过敏性肺泡炎、结节病和肺泡蛋白沉积症等），但对诊断 IPF 价值有限。

（2）IPF 患者的 BALF 中中性粒细胞数增加，占细胞总数 5％以上，晚期部分患者同时出现嗜酸性粒细胞增加。

7. 特发性肺间质纤维化的组织病理学改变有哪些特点？

（1）开胸/胸腔镜肺活检的组织病理学呈 UIP 改变。

（2）病变分布不均匀，以下肺为重，胸膜下、周边部小叶间隔周围的纤维化常见。

（3）低倍显微镜下呈“轻重不一，新老并存”的特点，即病变时相不均一，在广泛纤维化和蜂窝肺组织中常混杂炎性细胞浸润和肺泡间隔增厚等早期病变或正常肺组织。

（4）肺纤维化区主要由致密胶原组织和增殖的成纤维细胞构

成。成纤维细胞局灶性增殖构成所谓的“成纤维细胞灶”。蜂窝肺部分由囊性纤维气腔构成，常常内衬以细支气管上皮。另外，在纤维化和蜂窝肺部位可见平滑肌细胞增生。

（5）排除其他已知原因的间质性肺病和其他类型的特发性间质性肺炎。

8. 有外科（开胸/胸腔镜）肺活检资料的特发性肺间质纤维化的诊断标准有哪些？

（1）肺组织病理学表现为 UIP 特点。

（2）除外其他已知病因所致的间质性肺病，如药物、环境因素和风湿性疾病等所致的肺纤维化。

（3）肺功能异常，表现为限制性通气功能障碍和（或）气体交换障碍。

（4）胸片和 HRCT 可见典型的异常影像。

9. 无外科（开胸/胸腔镜）肺活检资料的特发性肺间质纤维化的诊断标准有哪些？

缺乏肺活检资料原则上不能确诊 IPF，但如患者免疫功能正常，且符合以下所有的主要诊断条件和至少 3/ 4 的次要诊断条件，可临床诊断 IPF。

（1）主要诊断条件：① 除外已知原因的 ILD，如某些药物毒性作用、职业环境接触史和风湿性疾病等；② 肺功能表现异常，包括限制性通气功能障碍（VC 减少，而 FEV_1/ FVC 正常或增加）和（或）气体交换障碍［静态/运动时 $P_{(A-a)}O_2$ 增加或 D_LCO 降低］；③ 胸部 HRCT 表现为双肺网状改变，晚期出现蜂窝肺，可伴有极少量磨玻璃影；④ 经支气管肺活检（TBLB）或 BALF 检查不支持其他疾病的诊断。

（2）次要诊断条件：① 年龄＞50 岁；② 隐匿起病或无明确原因进行性呼吸困难；③ 病程≥3 个月；④ 双肺听诊可闻及吸气性 Velcro 啰音。

10. 特发性肺间质纤维化常选择的药物治疗方案有哪些？

迄今，对肺纤维化尚无一种令人满意的治疗方法。临床较常用的药物包括糖皮质激素、免疫抑制剂/细胞毒药物和抗纤维化制剂。上述药物可以单独或联合应用，其使用剂量和疗程应视患者的具体情况制定。推荐治疗方案为：糖皮质激素联合环磷酰胺或硫唑嘌呤，具体方法如下（供参考）。

（1）糖皮质激素：泼尼松或其他等效剂量的糖皮质激素，每天0.5mg/kg（理想体重，以下同），口服4周；然后每天0.25mg/kg，口服8周；继之减量至每天0.125mg/kg或0.25mg/kg，隔天1次口服。

（2）环磷酰胺：按每天2mg/kg给药。开始剂量可为25～50mg/d口服，每7～14天增加25mg，直至最大量150mg/d。

（3）硫唑嘌呤：按每天2～3mg/kg给药。开始剂量为25～50mg/d，之后每7～14天增加25mg，直至最大量150mg/d。

11. 如何选择特发性肺间质纤维化的疗程？如何判定其治疗效果？

（1）一般治疗3个月后观察疗效，如果患者耐受好，未出现并发症和副作用，可继续治疗至少6个月以上。

（2）已治疗6个月以上者，若病情恶化，应停止治疗或改用、合用其他药物；若病情稳定或改善，应维持原有治疗。一般多主张联合用药。

（3）已治疗12个月以上者若病情恶化，应停止治疗或改用、合用其他药物治疗；若病情稳定或改善，也应维持原有治疗。

（4）治疗满18个月以上的患者，继续治疗应个体化。

12. 如何确定特发性肺间质纤维化的治疗效果？

（1）疗效反应良好或改善

① 症状减轻，活动能力增强。

② X线胸片或HRCT异常影像减少。

③ 肺功能表现TLC、VC、D_LCO、PaO_2较长时间保持稳定。以下数据供参考：TLC或VC增加≥10%，或至少增加≥200ml；

D_LCO增加≥15％或至少增加3ml·min^{-1}·$mmHg^{-1}$；SaO_2增加>4％；心肺运动试验中PaO_2增加≥4mmHg（具有2项或2项以上者认为肺生理功能改善）。

（2）疗效反应差或治疗失败

① 症状加重，特别是呼吸困难和咳嗽。

② X线胸片或HRCT上异常影像增多，特别是出现了蜂窝肺或肺动脉高压迹象。

③ 肺功能恶化。以下数据供参考：TLC或VC下降≥10％或下降≥200ml；D_LCO下降≥15％或至少下降≥3ml·min^{-1}·$mmHg^{-1}$；SaO_2下降≥4％，或运动试验中$P_{(A-a)}O_2$增加≥4mmHg（具有2项或2项以上者认为肺功能恶化）。

中华结核和呼吸杂志 2002；25（7）：387－389

七、阻塞型睡眠呼吸暂停低通气综合征诊治指南（草案）

1. 成人睡眠呼吸暂停综合征包括哪些综合征？

成人睡眠呼吸暂停综合征包括阻塞型睡眠呼吸暂停低通气综合征（obstructive sleep apnea-hypopnea syndrome，OSAHS）、中枢性睡眠呼吸暂停综合征（central sleep apnea syndrome）、睡眠低通气综合征（sleep hypoventilation syndrome）等，其中临床上以OSAHS最为常见。

2. 睡眠呼吸暂停的定义是什么？

睡眠呼吸暂停（SA）是指睡眠过程中口鼻呼吸气流均停止10s以上。

3. 睡眠低通气的定义是什么？

睡眠低通气是指睡眠过程中呼吸气流强度（幅度）较基础水平降低50%以上并伴有血氧饱和度（SaO_2）较基础水平下降≥4%。

4. 睡眠呼吸暂停综合征的定义是什么？

睡眠呼吸暂停综合征（SAHS）是指每夜7h睡眠过程中呼吸暂停及低通气反复发作在30次以上，或睡眠呼吸暂停低通气指数（apnea-hypopnea index，AHI，即平均每小时睡眠中的呼吸暂停加上低通气次数）大于或等于5次/小时。OSAHS主要表现为睡眠时打鼾并伴有呼吸暂停和呼吸表浅，夜间反复发生低氧血症、高碳酸血症和睡眠结构紊乱，导致白天嗜睡、心脑肺血管并发症乃至多脏器损害，严重影响患者的生活质量和寿命。

5. 觉醒反应的定义是什么？

觉醒反应是指睡眠过程中由于呼吸障碍导致的觉醒，它可以是较长的觉醒而使睡眠总时间缩短，也可以引起频繁而短暂的微觉醒，但是目前尚未将其计入总的觉醒时间，但可导致白天嗜睡加重。

6. 睡眠片断的定义是什么？

睡眠片断是指反复觉醒导致的睡眠不连续。

7. 微觉醒的定义是什么？

微觉醒是指睡眠过程中持续3秒以上的脑电图（EEG）频率改变，包括θ波、α波和（或）频率大于16Hz的脑电波（但不包括纺锤波）。

8. 成人睡眠呼吸暂停综合征发生的主要危险因素有哪些？

（1）肥胖：体重超过标准体重的20%或以上，体重指数（body mass index，BMI）$\geqslant 25kg/m^2$，其中体重指数（BMI）＝体重（kg）/身高^2（m^2）。

（2）年龄：成年后随年龄增长患病率增加；女性绝经期后患病者增多，70岁以后患病率趋于稳定。

（3）性别：男性患病者明显多于女性。

（4）上气道解剖异常：包括鼻腔阻塞（鼻中隔偏曲、鼻甲肥大、鼻息肉、鼻部肿瘤等），Ⅱ°以上扁桃体肥大，软腭松弛，悬雍垂过长、过粗，咽腔狭窄，咽部肿瘤，咽腔黏膜肥厚，舌体肥大，舌根后坠，下颌后缩，颞颌关节功能障碍及小颌畸形等。

（5）家族史。

（6）长期大量饮酒和（或）服用镇静催眠药物。

（7）长期重度吸烟。

（8）其他相关疾病：包括甲状腺功能低下、肢端肥大症、垂体功能减退、淀粉样变性、声带麻痹、小儿麻痹后遗症或其他神经肌肉疾患（如帕金森病）、长期胃食管反流等。

9. 成人睡眠呼吸暂停综合征的临床特点有哪些？

成人睡眠呼吸暂停综合征患者往往表现为夜间睡眠过程中打鼾且鼾声不规律，呼吸及睡眠节律紊乱，反复出现呼吸暂停及觉醒，或患者自觉憋气，夜尿增多，晨起头痛，白天嗜睡明显，记忆力下降；并可能合并高血压、冠心病、肺心病、卒中等心脑血管病变，并可有进行性体重增加，严重者可出现心理、智能、行为异常。

10. 多导睡眠图监测的方法有几种？

多导睡眠图（polysomnography，PSG）监测包括：

（1）整夜PSG监测：这是诊断OSAHS的“金标准”。包括二导脑电图（EEG）（多采用C_3A_2和C_4A_1），二导眼电图（EOG），下颌颏肌电图（EMG），心电图（ECG），口、鼻呼吸气流，胸腹呼吸运动，血氧饱和度，体位，鼾声，胫前肌EMG等，正规监测一般需要整夜不少于7h的睡眠。

（2）夜间分段PSG监测：在同一晚上的前2～4h进行PSG监测，之后进行2～4h的持续气道正压通气（CPAP）压力调定。

（3）午后小睡的PSG监测：通常需要保证有2～4h的睡眠时间（包括REM和NREM睡眠）才能满足诊断OSAHS的需要，存在一定的失败率和假阴性结果。

（4）多次睡眠潜伏期试验（multiple sleep latency test，MSLT）：通过让患者白天进行一系列的小睡来客观判断其白天嗜睡程度的检查方法。每两小时测试一次，每次小睡持续30min，计算患者入睡的平均潜伏时间及异常REM睡眠出现的次数，睡眠潜伏时间$<$5min者为嗜睡，5～10min为可疑嗜睡，$>$10min者为正常。

11. 整夜多导睡眠图监测的适应证包括哪些？

（1）临床上怀疑为OSAHS者；

（2）临床上其他症状、体征支持患有OSAHS，如夜间哮喘、肺或神经肌肉疾患影响睡眠；

（3）难以解释的白天低氧血症或红细胞增多症；

（4）原因不明的夜间心律失常、夜间心绞痛、清晨高血压；

（5）监测患者夜间睡眠时低氧程度，为氧疗提供客观依据；

（6）评价各种治疗手段对OSAHS的治疗效果；

（7）诊断其他睡眠障碍性疾患。

12. 夜间分段多导睡眠图监测的适应证包括哪些？

（1）AHI＞20 次/小时，反复出现持续时间较长的睡眠呼吸暂停或低通气，伴有严重的低氧血症；

（2）因睡眠后期快动眼相（REM）睡眠增多，CPAP 压力调定的时间应＞3h；

（3）当患者处于平卧位时，CPAP 压力可以完全消除 REM 及 NREM 睡眠期的所有呼吸暂停、低通气及鼾声。如果不能满足以上条件，应进行整夜 PSG 监测并另选整夜时间进行 CPAP 压力调定。

13. 午后小睡多导睡眠图监测的适应证包括哪些？

午后小睡 PSG 监测主要适用于白天嗜睡明显的患者，通常需要保证有 2～4h 的睡眠时间（包括 REM 和 NREM 睡眠）才能满足诊断 OSAHS 的需要，存在一定的失败率和假阴性结果。

14. 嗜睡程度如何评价？

（1）嗜睡的主观评价：常用 Epworth 嗜睡量表（Epworth sleepiness scale，ESS）进行评价（附表 7－1），ESS 平分≥9 分时建议进行嗜睡客观评价检测。

（2）嗜睡的客观评价：应用 PSG 对白天嗜睡患者进行客观评估。

附表 7－1　Epworth 嗜睡量表

在以下情况有无瞌睡的可能性	从不(0)	很少(1)	有时(2)	经常(3)
坐着阅读时				
看电视时				
在公共场所坐着不动时（如在剧场或开会）				
长时间坐车时中间不休息(超过 1h)				

续表

在以下情况有无瞌睡的可能性	从不(0)	很少(1)	有时(2)	经常(3)
坐着与人谈话时				
饭后休息时（未饮酒时）				
开车等红绿灯时				
下午静卧休息时				

15. 成人睡眠呼吸暂停综合征的诊断标准是什么？

（1）临床上有典型的夜间睡眠时打鼾及呼吸不规律、白天过度嗜睡。

（2）PSG 监测提示每夜 7h 睡眠中呼吸暂停及低通气反复发作在 30 次以上，或 AHI 大于或等于 5 次/时。

16. 成人睡眠呼吸暂停综合征病情分级是什么？

根据 AHI 和夜间血氧饱和度将 SAHS 分为轻、中、重度，见附表 7－2。其中以 AHI 作为主要判断标准，夜间最低 SaO_2 作为参考。

附表 7－2　SAHS 的病情分度

病情分度	AHI（次/小时）	夜间最低 SaO_2（%）
轻度	5～20	85～89
中度	21～40	80～84
重度	＞40	＜80

17. 治疗睡眠呼吸暂停综合征的主要治疗措施有哪些？

（1）病因治疗：纠正引起 OSAHS 或使之加重的基础疾病，如应用甲状腺素治疗甲状腺功能减低等。

（2）一般性治疗：对每一位 OSAHS 患者均应进行多方面的指导，包括：① 减肥、控制饮食和体重、适当运动；② 戒酒、戒烟、停用镇静催眠药物及其他可引起或加重 OSAHS 的药物；③

侧卧位睡眠；④ 适当抬高床头；⑤ 白天避免过度劳累。

（3）口腔矫治器：适用于单纯鼾症及轻度的 OSAHS 患者（AHI＜15 次/小时），特别是有下颌后缩者。对于不能耐受 CPAP、不能手术或手术效果不佳者可以试用。禁忌证是患有颞颌关节炎或功能障碍。优点是无创伤、价格低；缺点是由于矫正器性能不同及不同患者的耐受情况不同，效果也不同。

（4）气道内正压通气治疗：包括持续气道正压通气（continuous positive airway pressure，CPAP）和双水平气道正压通气（bi-level positive airway pressure，BiPAP），以经口鼻 CPAP 最为常用。

（5）外科治疗：①国内最常用的手术方式是悬雍垂-腭-咽成形术（uvulopalatopharyngoplasty，UPPP）及其改良手术，但是这类手术仅适合于上气道口咽部阻塞（包括咽部黏膜组织肥厚、咽腔狭小、悬雍垂肥大、软腭过低、扁桃体肥大）并且 AHI＜20 次/小时者；肥胖者及 AHI＞20 次/小时者均不适用；② 气管造瘘：对于严重的 OSAHS 患者由于无法适应 CPAP 或 BiPAP，或不适于行 UPPP，或为防止 UPPP 手术及其他外科手术时发生意外可考虑进行气管造瘘。

（6）药物治疗：主要是通过改变睡眠结构和呼吸的神经控制功能，疗效尚不肯定，且有不同程度的不良反应。如黄体酮、肺达宁、抗抑郁药物丙烯哌三嗪及氨茶碱。

（7）治疗合并症：合并高血压者应注意控制血压，合并冠心病者应予扩冠治疗及其他对症治疗。

18. 气道内正压通气治疗睡眠呼吸暂停综合征的适应证有哪些？

（1）OSAHS，特别是 AHI 在 20 次/小时以上者；

（2）严重打鼾；

（3）白天嗜睡而诊断不明者可进行试验性治疗；

（4）OSAHS 合并慢性阻塞性肺疾病者，即“重叠综合征”；

（5）OSAHS 合并夜间哮喘。

19. 气道内正压通气治疗睡眠呼吸暂停综合征的相对禁忌证有哪些？

以下情况应慎用或禁用气道内正压通气治疗：

（1）胸部 X 线或 CT 检查发现肺大泡；

（2）气胸或纵隔气肿；

（3）血压明显降低（血压低于 90/60mmHg），或休克时；

（4）急性心肌梗死患者血流动力学指标不稳定者；

（5）脑脊液漏、颅脑外伤或颅内积气；

（6）急性中耳炎、鼻炎、鼻窦炎感染未控制时。

中华结核和呼吸杂志 2002；25（4）：195－198

八、咳嗽的诊断与治疗指南（草案）

1. 临床上咳嗽分为几种类型？

咳嗽通常按时间分为 3 类：急性咳嗽、亚急性咳嗽和慢性咳嗽。急性咳嗽时间<3 周，亚急性咳嗽 3～8 周，慢性咳嗽≥8 周。

2. 不明原因慢性咳嗽的定义和常见病因有哪些？

通常所说的不明原因慢性咳嗽是指 X 线胸片无明显异常，以咳嗽为主或唯一症状者，也简称慢性咳嗽。慢性咳嗽的常见原因为：咳嗽变异型哮喘（CVA）、鼻后滴流综合征（PNDs）、嗜酸性粒细胞性支气管炎（EB）和胃食管反流性咳嗽（GERC），这些原因占了呼吸内科门诊慢性咳嗽比例的 70%～95%。其他病因较少见，但涉及面广，如慢性支气管炎、支气管扩张症、支气管内膜结核、变应性咳嗽（AC）、心理性咳嗽等。

3. 确定不明原因慢性咳嗽常见的检查方法有哪些？

（1）诱导痰检查：通过超声雾化或压缩空气吸入高渗盐水诱导患者咳出痰液，以检测患者的气道炎症程度和类型。

（2）影像学检查：X 线胸片能确定肺部病变的部位、范围与形态，甚至可确定其性质，得出初步诊断，指导经验性治疗和相关性检查。胸部 CT 检查有助于发现纵隔前、后肺部病变，肺内小结节，纵隔肿大淋巴结及边缘肺野内较小的肿物。高分辨 CT 有助于诊断早期间质性肺疾病和非典型支气管扩张症。

（3）肺功能检查：通气功能和支气管舒张试验可帮助诊断和鉴别气道阻塞性疾病，如哮喘、慢性支气管炎和大气道肿瘤等。常规肺功能正常，可通过激发试验诊断 CVA。

（4）纤维支气管镜（简称纤支镜）检查：可有效诊断气管腔内的病变，如支气管肺癌、异物、内膜结核等。

（5）食管 24h pH 值监测：能确定有无胃食管反流（GER），是目前诊断 GERC 最为有效的方法。通过动态监测食管 pH 值的变化、获得24h食管pH值<4的次数、最长反流时间、pH值<4占监测时间的百分比等6项参数，最后以Demeester积分表示反流程度。

(6) 咳嗽敏感性检查：通过雾化方式使受试者吸入一定量的刺激物气雾溶胶颗粒，刺激相应的咳嗽感受器而诱发咳嗽，并以咳嗽次数作为咳嗽敏感性的指标。常用辣椒素吸入进行咳嗽激发试验。咳嗽敏感性增高常见于AC、EB、GERC。

(7) 其他检查：外周血检查嗜酸性粒细胞增高提示寄生虫感染、变应性疾病。变应原皮试（SPT）和血清特异性IgE测定有助于诊断变应性疾病和确定变应原类型。

4. 如何进行超声雾化或压缩空气吸入高渗盐水诱痰？

常用梯度高渗盐水法，试剂配制：3%、4%、5%高渗盐水，0.1%二硫苏糖醇（DTT）等。具体方法为：

(1) 诱导前10min让患者吸入沙丁胺醇400μg；

(2) 雾化前清水漱口、擤鼻；

(3) 3%高渗盐水超声雾化吸入15min，用力咳痰至培养皿；

(4) 若患者无痰或痰量不足则换用4%高渗盐水继续雾化7min；

(5) 若患者无痰或痰量不足则换用5%高渗盐水继续雾化，7min后终止诱导程序；

(6) 痰液处理：痰液称重，加入4倍体积的0.1%的DTT充分混合，37℃水浴10min，离心沉淀细胞，计数细胞总数。沉渣涂片，苏木精-伊红（HE）染色，细胞分类计数。

注意事项：①重症哮喘患者不宜进行高渗盐水痰诱导。当第一秒用力呼气容积占预计值百分比（FEV_1占预计值%）<70%，对患者进行自然咳痰或等渗盐水诱导处理；②诱导前必须准备好相关的抢救设备和药物，诱导过程中密切观察患者表现，必要时监测肺功能。

5. 如何进行咳嗽激发试验？

通过雾化方式使受试者吸入一定量的辣椒素气雾溶胶颗粒，诱发其产生咳嗽，并以咳嗽次数作为咳嗽敏感性的指标。使用吸入后患者咳嗽≥5 次的最低激发浓度（C_5）来表示咳嗽的敏感性。

试剂配制：将辣椒素溶解于 Tween 80 液和 100％乙醇中，再溶于 8ml 生理盐水，配成 0.01mol/L 原液。使用前用生理盐水进行倍比稀释，浓度为 1.95、3.9、7.8、15.6、31.2、62.5、125、250、500、1000μmol/L。

测定仪器：采用吸气触发的定量吸入装置。压缩空气流速为 0.11L/s，总输出量约为 160mg/min（以生理盐水作标准），单次吸入时间为 0.5s。嘱受试者由残气位缓慢吸气至肺总量位，在吸气上半段定量吸入辣椒素雾化溶液。

操作方法：①先吸入雾化生理盐水作为基础对照。②随后由最低浓度（1.95μmol/L）起吸入雾化辣椒素溶液，记录 30s 内咳嗽的次数。若不能达到 C_5 标准，再进行下一个浓度的吸入，每次递增浓度 1 倍。③达到 C_5 标准时终止试验，该浓度就是引起咳嗽的域值。如果浓度达到 1000μmol/L，受试者还没出现 C_5 时应终止试验，其域值浓度记为＞1000μmol/L。若患者出现明显不适感时（如剧烈烧灼感、气促、呼吸困难等），也应立即终止试验。

注意事项：①试验所用的溶液须新鲜配制。②具有以下情况者不宜进行本试验：孕妇、哮喘急性发作、气胸及严重心脏疾病、近期咯血等患者。③在整个过程中受试者应处于平静呼吸状态。

6. 咳嗽变异型哮喘定义是什么?

咳嗽变异型哮喘（CVA）是一种特殊类型的哮喘，咳嗽是其唯一或主要临床表现，无明显喘息、气促等症状或体征，但有气道高反应性。

7. 咳嗽变异型哮喘诊断标准是什么?

（1）慢性咳嗽常伴有明显的夜间刺激性咳嗽；

（2）支气管激发试验阳性或最大呼气流量（PEF）昼夜变异率＞20％；

（3）支气管扩张剂、糖皮质激素治疗有效；

（4）排除其他原因引起的慢性咳嗽。

8. 咳嗽变异型哮喘的治疗有哪些？

CVA 治疗原则与哮喘治疗相同。大多数患者吸入小剂量糖皮质激素加 β 受体激动剂即可，很少需要口服糖皮质激素治疗。治疗时间不少于 6～8 周。

9. 鼻后滴流综合征的定义是什么？

鼻后滴流综合征（PNDs）是指由于鼻部疾病引起分泌物倒流鼻后和咽喉部，甚至反流入声门或气管，导致以咳嗽为主要表现的综合征。

10. 鼻后滴流综合征诊断标准是什么？

（1）发作性或持续性咳嗽，以白天咳嗽为主，入睡后较少咳嗽；

（2）鼻后滴流和（或）咽后壁黏液附着感；

（3）有鼻炎、鼻窦炎、鼻息肉或慢性咽喉炎等病史；

（4）检查发现咽后壁有黏液附着、鹅卵石样观；

（5）经针对性治疗后咳嗽缓解。

PNDs 涉及多种基础疾病，其诊断主要是根据病史和相关检查综合判断，所以在建立诊断以前应排除引起慢性咳嗽的其他常见原因。近年来有的学者直接采用鼻炎/鼻窦炎作为慢性咳嗽的病因诊断，而不用 PNDs 的术语。

11. 嗜酸性粒细胞性支气管炎定义是什么？

嗜酸性粒细胞性支气管炎（EB）是一种以气道嗜酸性粒细胞浸润为特征的非哮喘性支气管炎，是慢性咳嗽的重要原因。

12. 嗜酸性粒细胞性支气管炎诊断标准是什么？

EB 临床表现缺乏特征性，部分表现类似 CVA，体格检查无异常发现，诊断主要依靠诱导痰细胞学检查。

具体标准如下：

（1）慢性咳嗽，多为刺激性干咳，或伴少量黏痰；

（2）X线胸片正常；

（3）肺通气功能正常，气道高反应性检测阴性，PEF日间变异率正常；

（4）痰细胞学检查嗜酸性粒细胞比例≥0.03；

（5）排除其他嗜酸性粒细胞增多性疾病；

（6）口服或吸入糖皮质激素有效。

13. 嗜酸性粒细胞性支气管炎的治疗有哪些？

EB对糖皮质激素治疗反应良好，治疗后咳嗽消失或明显减轻。支气管扩张剂治疗无效。

通常采用吸入糖皮质激素治疗，倍氯米松（每次250～500μg）或等效剂量的其他糖皮质激素，每天2次，持续应用4周以上。推荐使用干粉吸入剂。初始治疗可联合应用泼尼松口服，每天10～20mg，持续3～7d。

13. 临床上常用的镇咳药物有哪些？

咳嗽可由多种原因所致，治疗的关键在于病因治疗，镇咳药只能起到短暂缓解症状的作用。但严重的咳嗽，如剧烈干咳或频繁咳嗽影响休息和睡眠时，则可适当给予镇咳治疗。痰多患者禁用强力镇咳治疗。

（1）中枢性镇咳药

该类药物对延髓中枢具有抑制作用，根据其是否具有成瘾性和麻醉作用又可分为依赖性和非依赖性镇咳药。前者为吗啡类生物碱及其衍生物，具有十分明显的镇咳作用，由于具有成瘾性，仅在其他治疗无效时短暂使用。后者多为人工合成的镇咳药，如喷托维林、右美沙芬等，临床应用十分广泛。

① 依赖性镇咳药：a. 可待因（codeine）：直接抑制延髓中枢，止咳作用强而迅速，同时亦有镇痛和镇静作用。可用于各种原因所致的剧烈干咳和刺激性咳嗽，尤其是伴有胸痛的干咳。口服或皮下注射，每次15～30mg，每天量可为30～90mg。b. 福尔可定（pholcodine）：作用与可待因相似，但成瘾性较弱。口服每次5～10mg。

② 非依赖性镇咳药：a. 右美沙芬（dextromethorphan）：目前临床上应用最广的镇咳药，作用与可待因相似，但无镇痛和催眠作用，治疗剂量对呼吸中枢无抑制作用，亦无成瘾性。多种非处方性复方镇咳药物均含有本品。口服每次 15～30mg，每天 3～4 次。b. 喷托维林（pentoxyverine）：国内使用较久的镇咳药，作用强度为可待因的 1/3，同时具有抗惊厥和解痉作用。青光眼及心功能不全者应慎用。口服每次 25mg，每天 3 次。c. 右啡烷（dextrophan）：右美沙芬的代谢产物，患者的耐受性更好，今后可能取代右美沙芬而用于临床治疗。

（2）外周性镇咳药

这类药物包括局部麻醉药和黏膜防护剂。

① 苯丙哌林（benproperine）：非麻醉性镇咳药，作用为可待因的 2～4 倍。可抑制外周传入神经，亦可抑制咳嗽中枢。口服每次 20～40mg，每天 3 次。

② 莫吉司坦（moguisteine）：非麻醉性镇咳药，作用较强。口服每次 100mg，每天 3 次。

③ 那可丁（narcodine）：为阿片所含的异喹啉类生物碱，作用与可待因相当。口服每次 15～30mg，每天 3～4 次。

中华结核和呼吸杂志 2005；28（11）：737－744